眼肿瘤
相关知识问答

主　编 马建民

副主编 杨新吉　史季桐　葛　心

编　委（按姓氏拼音排序）

陈　伟	董　诺	高德君	高铁瑛	何为民	李　静	李贵刚
李国栋	李金茹	李志强	廖洪斐	刘　骁	龙　琴	罗丽华
马礼峰	曲　超	田彦杰	王　康	王　蕾	王海彬	王霄娜
韦　敏	吴松一	杨滨滨	姚鹏翔	袁洪锋	张　虹	张　琪
张敬学	张文芳	赵红姝	周　清			

人民卫生出版社

图书在版编目（CIP）数据

眼肿瘤相关知识问答 / 马建民主编 . —北京 : 人民卫生出版社，
2017

ISBN 978-7-117-24872-3

I . ①眼… II . ①马… III . ①眼病 – 肿瘤 – 问题解答
IV . ①R739.7-44

中国版本图书馆 CIP 数据核字（2017）第 190604 号

人卫智网	www.ipmph.com	医学教育、学术、考试、健康， 购书智慧智能综合服务平台
人卫官网	www.pmph.com	人卫官方资讯发布平台

眼肿瘤相关知识问答

主　　编 : 马建民
出版发行 : 人民卫生出版社（中继线 010-59780011）
地　　址 : 北京市朝阳区潘家园南里 19 号
邮　　编 : 100021
E - mail : pmph @ pmph.com
购书热线 : 010-59787592　010-59787584　010-65264830
印　　刷 : 北京画中画印刷有限公司
经　　销 : 新华书店
开　　本 : 710×1000　1/16　印张 : 8
字　　数 : 106 千字
版　　次 : 2017 年 8 月第 1 版　2017 年 8 月第 1 版第 1 次印刷
标准书号 : ISBN 978-7-117-24872-3/R · 24873
定　　价 : 48.00 元

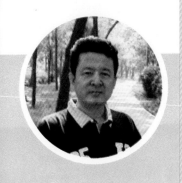

主编简介

马建民，博士后，主任医师，研究生导师，就职于北京同仁医院。兼任中国中西医结合会眼科专业委员会眼肿瘤协作组组长、中国中西医结合会眼科专业委员会副秘书长兼常委、中国医疗保健国际交流促进会眼科分会副秘书长兼常委、中国医师协会眼科医师分会委员、中华医学会眼科学分会青年委员会副主任委员、中俄医科大学联盟眼科学术委员会青年委员会副主任委员等。

在从医 26 年的时间里，诊治了大量眼科病人，尤其擅长各种疑难眼肿瘤眼眶病的诊疗，编写出版了国内首套眼肿瘤眼眶病手术系列音像教材。撰写和发表文章 150 余篇；参编参译著作 30 余本，其中主编（译）、副主编（译）共 15 本。兼任《中华眼科杂志》、《中华实验眼科杂志》等多本杂志的编委或审稿专家。2004 年入选北京科技新星计划，2009 年获得中华医学会眼科学分会颁发的"中华眼科学会奖"，2011 年入选北京市卫生系统高层次卫生技术人才培养计划，2012 年入选北京地区优秀中青年医师，2013 年获得第四届中国眼科医师奖，2016 年获得亚洲太平洋地区眼科学会颁发的杰出工作奖等。

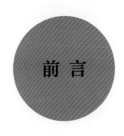

前 言

　　眼肿瘤眼眶病是较为常见的眼科疾病。随着人民物质生活提高，寿命延长，生活压力升高，环境污染加重，眼肿瘤眼眶病的发生率呈上升趋势。眼肿瘤眼眶病就其病变性质而言，不仅包括良性病变，而且也包括恶性病变；就其破坏程度而言，不仅可以导致视功能及容貌外观受损，严重时还可以危及患者的生命，其中后者是与眼科其他常见疾病最为显著的区别点所在。

　　眼肿瘤眼眶病几乎可以累及眼部所有的组织结构，故其病种繁多，病情复杂，临床表现多种多样，不同眼肿瘤眼眶病之间表现可千差万别，有时也可表现类似；对于同一种眼肿瘤眼眶病，有时表现也可截然不同。眼肿瘤眼眶病可以起病急剧，病情进展迅速，症状明显；也可以起病缓慢，症状较为隐蔽，即使是一些恶性肿瘤有时也会呈一种相对慢性过程，不痛不痒，此时极其具有欺骗性，往往导致患者延误诊治。

　　眼肿瘤眼眶病的早期诊断、早期治疗直接关系到患者的预后。有些肿瘤早期治疗，不仅可以控制病情发展，甚至可以达到相对根治的目的。

　　遗憾的是在临床工作中，有些患者由于缺乏眼肿瘤眼眶病的基础知识，甚至认为眼部不可能发生肿瘤；也有些患者自己认为眼部长肿物没有大事，有时即使是一些恶性病变，不痛不痒，不影响吃喝睡眠及日常生活，自以为不是病，拖拖就好了，从而小病熬成大病，甚至由此危及生命。再有，如果眼肿瘤眼眶病得到早期诊治不仅有利于患者病情恢复，也有利于降低医疗成本，减轻患者经济负担。

　　为了更好地普及眼肿瘤眼眶病的相关知识，我们组织了全国热爱及从

事眼肿瘤眼眶病且具有丰富实践经验的一线临床医师，共同设计及编写了
此书；在编写过程中，为了便于读者阅读，尽可能设计了一些临床工作中
患者和其家属经常询问或者希望了解的一些问题，有时同一个疾病，他们
询问的出发点不同、关注点不同，但在回答这样的问题时，内容或许有些
重复，为了便于读者查找和阅读，这些内容也适当进行了保留。我们希望
此书的出版，能够为广大百姓及患者了解眼肿瘤眼眶病的基础知识起到促
进作用，更期望为眼肿瘤眼眶病患者通过了解相关知识而及时就医，避免
不必要的悲剧发生；同时也可为一些非眼科专业的医务人员了解眼肿瘤眼
眶病的知识提供可以借鉴的资料。

　　本书在编写过程中，缺点、错误在所难免，诚望各位读者批评指正，
以便我们再版时加以改正。

马建民

2017 年 5 月

中国 北京

目 录

第一章　眼部肿瘤临床表现篇

问题 1　眼肿瘤可以引起视物重影吗？ / 1

问题 2　孩子生下来被发现黑眼珠长小包块是怎么回事儿呀？ / 2

问题 3　皮样瘤仅仅是眼科的病吗？ / 3

问题 4　儿童黑眼珠发白是眼肿瘤吗？ / 5

问题 5　黑眼珠上长红肉是眼肿瘤吗？ / 7

问题 6　白眼珠上的透明水泡是什么病？ / 8

问题 7　睑裂斑和翼状胬肉是一回事儿吗？ / 9

问题 8　一侧或双侧眼球外上方出现"肉样物"是怎么回事儿？ / 10

问题 9　泪腺脱垂是什么病？ / 12

问题 10　为什么会出现一侧眼球逐渐向内凹陷？ / 12

问题 11　黄色瘤是咋回事儿？ / 15

问题 12　霰粒肿会癌变吗？ / 15

问题 13　眼眶周围触及到硬块应考虑哪些疾病？ / 17

问题 14　老年人眼睑常见的肿瘤有哪些？ / 20

问题 15　眼睑皮肤反复溃烂不愈合是皮炎还是肿瘤？ / 22

问题 16　眼睑鳞状细胞癌有哪些表现？ / 22

问题 17　睑缘无睫毛可能是恶性肿瘤引起的吗？ / 23

问题 18　结核会播散到眼睛么？ / 25

问题 19　后部巩膜炎可以被误诊为眼内肿瘤吗？ / 26

问题 20　脉络膜黑色素瘤是怎么回事儿？ / 27

问题 21　绿色瘤是什么？ / 28

问题 22　眼部也能长淋巴瘤吗？ / 29

问题 23　淋巴瘤会长在眼眶里面吗？ / 30

问题 24　炎性假瘤是肿瘤吗？ / 30

问题 25　霰粒肿和麦粒肿是一回事儿吗？ / 31

问题 26　中老年人得了霰粒肿需要重视吗？ / 33

问题 27　出生不久的婴儿眼皮有草莓样的斑块是怎么回事儿？ / 34

问题 28　出生后的婴儿眼皮长了紫色"葡萄"是怎么回事儿？ / 35

问题 29　小孩子眼睛旁边长了"花生"，不痛不痒是怎么回事儿？ / 36

问题 30　甲状腺相关眼病发病的年龄特点是什么？ / 38

问题 31　甲状腺相关眼病发生的危险因素是什么？ / 38

问题 32　甲状腺相关眼病的患者甲状腺功能都异常吗？ / 39

问题 33　甲亢控制后，眼病就能好吗？ / 39

问题 34　有些人得了甲状腺疾病为什么眼球突出了？ / 40

问题 35　儿童有可能患 IgG4 相关性眼眶病吗？ / 41

问题 36　青光眼白内障与眼肿瘤有关系吗？ / 42

问题 37　孩子摔了一跤眼肿了，医生却说孩子长肿瘤了，
　　　　　是真的吗？ / 42

问题 38　眼眶横纹肌肉瘤是怎么回事儿？ / 43

问题 39　眼眶横纹肌肉瘤有哪些临床表现？ / 44

问题 40　颈动脉 - 海绵窦瘘是怎么回事儿？ / 45

第二章　眼部肿瘤诊断篇

问题 1　眼肿瘤可以导致视力下降吗？ / 47

问题 2　哪些眼肿瘤眼眶病可以导致复视？ / 47

问题 3　眼部也会发生恶性肿瘤吗？ / 48

问题 4　可能引起瞳孔区白色反光的疾病有哪些？ / 49

问题 5　婴儿瞳孔区发白就是白内障吗？ / 50

问题 6　视网膜母细胞瘤如何分期？ / 51

问题 7　眼睑肿胀的原因有哪些？ / 51

问题 8　眼皮突然红肿要考虑哪些可能？ / 52

问题 9　老年人常见的眼睑恶性肿瘤有哪些？ / 54

问题 10　眼皮上长了疙瘩会是癌症吗？ / 55

问题 11　眼部肿物被切下来，需要做病理检查吗？ / 56

问题 12　鼻部的恶性肿瘤会影响眼睛吗？ / 57

问题 13　低头后眼球突出可能是什么病？ / 58

问题 14　眼球突出的常见原因有哪些？ / 59

问题 15　甲状腺相关眼病的国际活动性和严重性分期是怎样
　　　　　规定的？ / 60

问题 16　甲状腺相关眼病需要和哪些疾病相鉴别？ / 61

问题 17　眼球突出为啥还要去看内分泌科？ / 62

第三章　眼部肿瘤治疗篇

问题 1　用数据说说"高颜值"与眼部美学 / 63

问题 2　什么是眼眶？ / 65

问题 3　浅谈可吸收缝线 / 66

问题 4　医生建议我用激素，激素一般分几大类？ / 67

问题 5　听说激素副作用很大，怎么办？ / 68

问题 6　全身应用激素和局部应用激素该选哪个？ / 68

问题 7　不是肿瘤为啥也用免疫抑制剂？ / 69

问题 8　点眼药水也能治疗眼表肿瘤吗？ / 69

问题 9　冷冻术可用于治疗眼表肿瘤吗？ / 71

问题 10　视网膜母细胞瘤常见的治疗方式有哪几种？ / 71

问题 11　视网膜母细胞瘤不同化疗方式的优缺点是什么？ / 72

问题 12　视网膜母细胞瘤化疗有哪些副作用？ / 73

问题 13　患视网膜母细胞瘤的眼球需要摘除吗？ / 73

问题 14　视网膜母细胞瘤眼球摘除后为何要安装眼台？ / 74

问题 15　视网膜母细胞瘤眼球摘除后立刻安装眼台有年龄
限制吗？ / 74

问题 16　哪些眼肿瘤需要做眼球摘除手术？ / 75

问题 17　眼睛里长了肿瘤一定会摘眼球吗？ / 75

问题 18　切除肿瘤的手术，为什么会把晶状体切掉？ / 76

问题 19　得了针眼用治疗吗？ / 77

问题 20　皮样瘤该怎么治疗呢？ / 78

问题 21　漫谈莫氏（Mohs）手术技术 / 79

问题 22　眼睑基底细胞癌在临床中怎样诊治？ / 80

问题 23　基底细胞癌手术后应该注意什么？ / 80

问题 24　要手术了，我该做什么准备？ / 81

问题 25　眼眶肿瘤的手术怎么做？ / 81

问题 26　眼眶肿瘤切除手术有什么风险？ / 82

问题 27　眼眶肿瘤术后应该注意什么？ / 83

问题 28　眼眶肿瘤手术一定要锯开眶壁骨头吗？ / 84

问题 29　眶尖良性肿瘤是否需要手术治疗？ / 84

问题 30　放射敷贴治疗眼内恶性肿瘤是怎么回事儿？ / 85

问题 31　放射敷贴治疗眼内恶性肿瘤会有哪些并发症？ / 86

问题 32　甲状腺相关眼病治疗原则是什么？ / 86

问题 33　甲状腺相关眼病的治疗措施包括什么？ / 87

问题 34　甲状腺相关眼病的患者什么时候需要做手术？ / 87

问题 35　甲状腺相关眼病手术的目的是什么？ / 87

问题 36　甲状腺相关眼病手术的风险是什么？ / 87

第四章　眼部肿瘤病理检测篇

问题 1　为什么要做病理检查？ / 91

问题 2　什么叫"活检"？什么叫"冰冻"？ / 92

问题 3　冰冻切片的那些事儿？ / 93

问题 4　为什么手术中做了病理，手术后还要做病理？ / 94

问题 5　浅谈免疫组化 / 95

问题 6　为什么病理检查报告不能立等可取？ / 96

问题 7　如何初步看懂病理检查报告？ / 97

第五章　眼部肿瘤辅助检查篇

问题 1　为什么要进行眼眶 CT 和磁共振成像（MRI）检查？ / 99

问题 2　为什么要进行眼眶 CT 和磁共振成像（MRI）的增强
　　　　扫描？ / 100

问题 3　眼肿瘤检查中磁共振成像（MRI）比 CT 更优越吗？ / 100

问题 4　眼部肿瘤已经进行了超声检查，还需要进行磁共振成像
　　　　（MRI）及 CT 检查吗？ / 101

问题 5　发现儿童白瞳症一般需要做哪些检查？ / 102

问题 6　视网膜母细胞瘤的常见检查方法有哪些？ / 103

问题 7　甲状腺相关眼病治疗前需要进行哪些相关检查？ / 103

问题 8　IgG 亚型检查是什么？ / 105

问题 9　血 IgG4 水平增高，有必要做 PET-CT 检查吗？ / 105

第六章　眼部肿瘤预后篇

问题 1　脉络膜血管瘤可以治好吗？ / 107

问题 2　视网膜母细胞瘤的预后怎样？ / 109

问题 3　眼睑恶性肿瘤是不是做完手术就没事儿了？ / 110

问题 4　眼眶肿瘤术后一定会留疤痕吗？ / 110

问题 5　眼眶良性肿瘤手术完整摘除后是否永远不再复发？ / 111

问题 6　泪腺肿瘤切除后是不是眼睛就会干涩？ / 112

第一章
眼部肿瘤临床表现篇

◉ 问题 1　眼肿瘤可以引起视物重影吗？

要了解视物重影是什么原因引起的，首先要明确视物重影的定义。所谓"视物重影"，眼科专业用语称为"复视"。复视产生的原理是一只眼睛的影像正常落在黄斑中心凹，而另一眼的影像异常地落在中心凹之外，落在中心凹上的影像是清晰图像，另一个是模糊图像，于是形成两个影像。遮盖任何一只眼，复视即可消失。引起双眼复视的原因主要包括神经源性和肌肉源性病变两方面。

1. **神经源性**　①脑组织发生病变，如脑梗塞、脑出血、颅内肿瘤等压迫或累及眼外肌支配神经，导致眼外肌麻痹，眼球运动障碍，出现复视。②糖尿病、病毒感染等原因导致眼外肌支配神经麻痹，影响眼球运动，也可造成复视。

2. **肌肉源性**　①眼眶肿瘤累及眼外肌或眼外肌本身发生肿瘤，如血管瘤、纤维组织细胞瘤、植入性囊肿、淋巴瘤等，患者表现为眼位异常，偏向一侧，眼球运动障碍。影像学检查可发现眼外肌局限性肿大，常与眼外肌非特异性炎症进行鉴别。②颈动脉 - 海绵窦瘘：眼上静脉压力增大，眼眶静脉回流受阻，眼眶组织充血，眼外肌肿大，影响眼球运动，也可造成双眼复视。③先天性眼外肌发育不良，呈渐进性发展，表现为眼球运动无力，运动不到位。影像学检查可见眼外肌变细。④主要累及眼外肌的眼眶疾病，包括眼外肌非特异性炎症、甲状腺相关眼病等，表现为眼球突出，眼球位置异常、运动障碍。患者只有在某一位置才能保持双眼单视，其余注视位时均为复视。眼部 B 型超声、CT 或 MRI 检查可显示单条或多条眼外肌肿大。

综上所述，复视是一种临床比较常见的眼部症状，多种因素可以引起复视，眼肿瘤眼眶病也是导致复视的原因之一；患者出现复视后，应到正规医院进行检查，及时得到正确的诊断和治疗。

（张　虹）

◉ 问题 2　孩子生下来被发现黑眼珠长小包块是怎么回事儿呀？

十月怀胎，喜得贵子，"皎皎颜白皙，双耳似连璧，眼明正似琉璃瓶"，多漂亮！但有时上天却悄悄开了个玩笑，孩子黑眼珠上长个小包块，黄色、淡黄色或红色的肿物，这是怎么回事儿呢？

孩子黑眼珠上长的小包块儿可能是角膜皮样瘤。皮样瘤由纤维结缔组织构成，组织学显示角膜上皮肥厚，上皮增生，前弹力层消失，角膜基质中有排列紊乱的纤维束和空隙，内含有皮肤附属器如皮脂腺、毛囊、毛干和汗腺等，被覆复层鳞状上皮，上皮通常较薄无角化。皮样瘤属于迷芽瘤的一种，是一种类似肿瘤的先天性发育异常，是正常组织在异位先天性增生所致，也就是说正常的组织长在了不该长的地方了，发病率在十万分之一左右，近年来发病有增多的趋势。

那么，皮样瘤会不会遗传给下一代呢？根据病因学研究，角膜皮样瘤是先天性的，始于胚胎第 4 个月以前眼球尚未被眼睑覆盖的发育阶段，是一种发育异常，一般没有遗传倾向，所以不用担心会传给下一代。

皮样瘤多单眼发病，也可双眼发病。瘤体多发于颞下方结膜及角膜缘，幼时小而局限，呈灰黄或粉红色隆起，角膜受累区前缘通常可见弧形的脂质沉着带。瘤体表面状似皮肤，一般不会引起不适，如果表面有毛发生长，患者可出现眼部刺激症状，如刺痛、异物感等。随着个体年龄的增长，尤其是外伤、刺激和青春期时，皮样瘤可不断增大，累及角膜一定范围将影响视力，引起散光或其他不适。随着年龄增长，皮样瘤对外观的影响较大，可能会造成孩子的心理疾患，如自卑心理，所以及时处理是很有必要的。

目前临床上根据皮样瘤累及程度不同将其分为三种类型。第一种类型涉及的范围比较小，跨越角膜的直径小于 5mm；第二种类型涉及的范围较大，通常累及全部角膜，但深度不超过后弹力层；第三种类型涉及的范围更广，累及角膜、前房和虹膜基质，后表面以虹膜色素上皮层为界。皮样瘤可作为单一的疾病发生，也可与 Goldenhar 综合征（眼 - 耳 - 椎骨畸形综合征）一起出现，因此，应检查患者有无同侧或双侧附耳、耳前瘘、眼睑缺损、颈椎腰椎异常等其他表现。

如果发现孩子黑眼珠上长有小包块，应尽早就医，不管属于哪种类型的皮样瘤，应早发现，早切除，必要时行角膜移植术，一般预后良好。

孩子是纯洁的天使，呱呱落地后，用舌头及眼睛首先感受世界，上帝虽然在眼前遮住了一幕帘，但尽早手术可以为他打开一扇窗，憧憬绚丽的人生。

（张 琪）

◉ 问题 3　皮样瘤仅仅是眼科的病吗？

眼睛是心灵之门，情感之窗。与人交流时我们往往会有意无意地关注对方的双眼，孩子的眼睛更是明亮透彻，看着它，你会觉得世界都是干净美好的。然而，有一些孩子，他们一出生"黑眼仁儿"上便有了小包块，并随着年龄增长慢慢长大——这很可能是"皮样瘤"，一种先天发育异常，多发于颞下方角膜缘处，单侧或双侧发病，呈灰黄色或粉红色隆起，表面状似皮肤，甚至有毛发生长，可造成角膜散光或遮挡瞳孔影响视力。

胚胎时期落下的"病根儿"对孩子将来的发育会产生深远的影响——孩子可能还有其他部位的畸形。在眼部，可能还伴有眼睑缺损、上睑下垂、睑裂狭窄、小眼畸形及斜视等。除此之外，其他部位也可发生畸形：①耳部畸形，最常见，孩子可能有耳位低置、耳屏前瘘管、耳前赘皮、小耳、多耳甚至无耳等；可能还有中耳或内耳的发育不全等，影响孩子的听力发育。②颌面部畸形，包括半侧颜面短小、颧骨及上颌骨发育不全、唇或腭裂、大口畸形等，严重影响孩子的外貌。③脊柱畸形，如椎体缺失、椎体融合、脊柱侧弯、脊柱前凸等，孩子会表现出姿势动作等的异常。④四肢畸形，表现为并指（趾）、缺指（趾）、杵状指（趾）、内翻足及先天性髋关节脱位等。⑤其他畸形和表现：先天性心肺畸形，如法洛四联症、室间隔缺损、右室双出口、大动脉转位，肺纤维性及囊性变、肺分叶异常等，严重影响孩子心肺功能，造成孩子皮肤口唇发绀、呼吸困难、害怕活动等；消化系统畸形包括喂养困难、气管支气管 - 食管交通、食管闭锁、十二指肠闭锁、肛门闭锁、肠扭转等；泌尿生殖系统畸形，如肾发育不全、多囊肾、泌尿系狭窄及梗阻、卵巢发育不全等。⑥伴发肿瘤：如神经母细胞瘤、急性白血病、淋巴瘤、软骨肉瘤、肝母细胞瘤、肝门静脉海绵状血管瘤等。若同时合并附耳、耳屏前瘘管以及脊椎异常和半侧面部萎缩，则称为 Goldenhar 综合征。

可见，皮样瘤不仅仅是眼科疾病，还可能涉及耳鼻喉科、颌面外科、骨科、胸心外科等多个学科。那么，面对如此复杂的问题，父母能做些什么呢？首先，在孕期做好产检，排除严重的先天畸形。孩子出生后，就要细心观察，及早发现孩子的异常，及时就医，为孩子进行全身详细的检查，以得到及时正确的诊断和治疗。

（张　琪）

◉ 问题 4 儿童黑眼珠发白是眼肿瘤吗?

根据中国人的审美观,正常人的眼睛应该是黑白分明的,因为中国人的虹膜颜色是棕色的,与正常的白色巩膜形成鲜明对比,尤其是儿童的巩膜特别白,因此角膜一般呈现的是黑色(图1-1)。

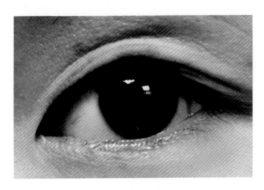

图 1-1 正常眼睛外观图

当发现黑眼珠中央即瞳孔区发白时,可能是什么原因呢?

儿童瞳孔区发白可能是恶性肿瘤,最常见的是视网膜母细胞瘤(retinoblastoma,RB)。这种RB的发病率约为1∶20 000,90%的患病儿童在3岁前发病,约30%患儿双眼受累,约40%病例属遗传型。遗传型者发病早,多累及双眼,视网膜上肿瘤往往呈多灶性,即可见多个瘤体,易伴有第二肿瘤的发生。60%为非遗传型,该型发病较晚,多为单眼,视网膜上肿瘤可为单体,也可为多个瘤体。由于RB发生于婴幼儿,早期不易发现。约半数患儿出现白瞳症(图1-2),即瞳孔区出现黄白色反光,而被家人发现。白瞳症被观察到的可能性与瞳孔大小相关,在暗光瞳孔自然散大时,较易发现。因此需要爸爸妈妈的仔细观察,因为越早发现,挽救孩子生命和视力的机会就越大。现在已经有许多治疗这种肿瘤早期病变的方法,但是当肿瘤很大、继发青光眼甚至发生了全身转移,预后就很差了。所

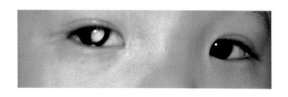

图 1-2　视网膜母细胞瘤导致的白瞳症

以，当发现孩子出现了白瞳症，要尽快带孩子去医院检查，进行眼部 B 超、CT、磁共振等检查，及早采取治疗措施。

不过，也有些孩子的白瞳症并不是恶性肿瘤，而是一种被称作 Coats 病的视网膜疾病，又称外层渗出性视网膜病变。这种病同样好发于儿童，多在 10 岁前发病，多单眼受累，但是也可以发生在其他年龄段。虽然这种病并不致命，但是同样存在早期治疗效果好，而晚期效果差的问题。因此，同样需要家长细心观察，尽早发现并就诊。

当然，黑眼珠发白除了视网膜疾病引起的白瞳症，还有可能是角膜病，比如角膜皮样瘤或先天性角膜白斑。角膜皮样瘤是常发生于儿童的先天性异常（图 1-3），先天性角膜白斑（图 1-4）则是角膜先天性的白色混浊。这两种角膜病的特点是一出生即存在，角膜皮样瘤可能随年龄增长和眼球发育而增大，但也有些瘤体大小变化不明显，瘤体以位于角巩膜颞下方多见，少数侵犯全角膜。先天性角膜白斑一般不变化。角膜皮样瘤治疗以手术切

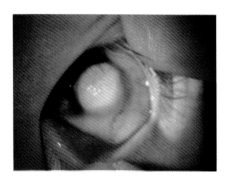

图 1-3　角膜皮样瘤

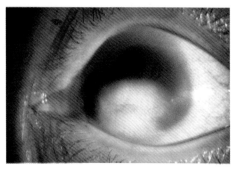

图 1-4　角膜白斑

除为主，根据瘤体侵及范围不同采取不同手术方式；角膜白斑一般需要行穿透性角膜移植术。这两种眼病的特点都是需要尽早手术，因此一旦发现应该及早请医生诊治。

（李贵刚）

◉ 问题5　黑眼珠上长红肉是眼肿瘤吗？

正常人都是黑眼珠，如果黑眼珠上面长了红肉样的东西是肿瘤吗？这些红肉样东西又提示哪些眼病呢？

黑眼珠上这种红肉样的东西并非都是肿瘤，最常见的疾病称为翼状胬肉，而肿瘤主要包括角膜乳头状瘤和角膜鳞状上皮癌等。

翼状胬肉（图1-5）是一种向角膜表面生长的与结膜相连的纤维血管样组织，常发生于鼻侧的睑裂区，看起来像个三角形的红肉，尖端指向黑眼珠的中央。翼状胬肉的存在不仅影响美观，还会引起角膜散光导致视力下降，如果胬肉遮盖大部分黑眼珠，会严重影响患者的视力，此时需要手术切除。

角膜乳头状瘤是一种易于复发的良性肿瘤，表现为菜花样的红色肉样组织遮盖黑眼珠，虽然一般不伴疼痛等不适，但是当病变较大的时候可以引起明显的异物感，当肿瘤遮盖黑眼珠中央的时候，会显著影响视力（图1-6）。

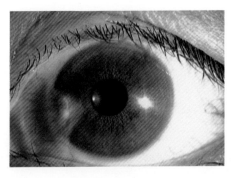

图 1-5　翼状胬肉

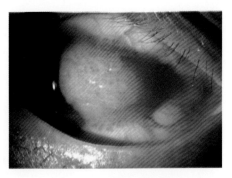

图 1-6　角膜乳头状瘤

角膜鳞状上皮癌是一种原发性上皮恶性肿瘤，多发于中老年男性（图1-7）。通常睑裂区角膜缘为好发部位，尤以颞侧常见。肿瘤呈胶样隆起，基底宽，富有血管。肿瘤可向球结膜一侧深部发展，或在角膜面扁平生长蔓延。少数向眼内蔓延甚至侵犯眼眶组织。这种恶性

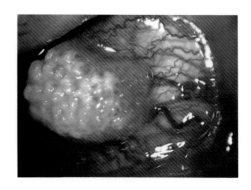

图 1-7　角膜鳞状上皮癌

肿瘤生长较快，而且可能产生刺激性眼红症状。长大后的肿瘤遮盖黑眼珠，不但严重影响视力，当发生全身转移时可能会危及生命，因此需要尽早确诊并采取手术治疗。

由上可见，黑眼珠上长红肉，不论是良性还是恶性病变，长大后均可严重影响视力，这一类疾病患者多是老年人，往往不易引起重视，等病变很大再手术治疗，遗留的瘢痕必然更大，引起的散光也更为严重。角膜鳞状上皮癌等恶性肿瘤更是有危及生命的风险，因此都需要尽早进行诊断和手术治疗。

（李贵刚）

👁 问题 6　白眼珠上的透明水泡是什么病？

什么是白眼珠呢？白眼珠是相对黑眼珠而言的，正常中国人的眼睛都是黑眼珠，而黑眼珠的周围是白色的，白色是巩膜的颜色，正常结膜是半透明的，因此看起来就是白眼珠。有时候这白眼珠上可以出现透明水泡，隆起明显，严重时甚至影响眼球运动。那么这些透明水泡是什么病呢？是不是肿瘤呢？

我们一起来看下图1-8，这个患者1个月前眼睛曾被铁丝划伤，经过手术缝合后伤口顺利愈合了，也没有什么不舒服的感觉。但是白眼珠逐渐出

现透明水泡，这种病变我们诊断为
结膜囊肿。这是由外伤导致结膜杯
状细胞进入到结膜下，不断分泌黏
液形成的植入性囊肿，虽然这是一
种良性增生病变，但是由于其不断
增大，且长大后会显著影响外观并
影响眼球运动，严重的还可以由于
影响眼泪的分布导致暴露性角膜炎，

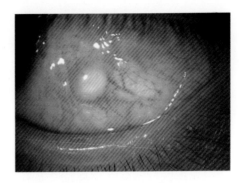

图 1-8　结膜小囊肿

从而影响视力（图 1-9）。因此原则上应该早期手术切除。

　　而图 1-10 的这种水泡比上面的结膜囊肿更加透明，有时候有多个水泡，
而且患者没有外伤病史，这是由淋巴管扩张形成的球结膜小囊肿。囊肿体
积小时可以观察，囊肿体积大时可以手术治疗。

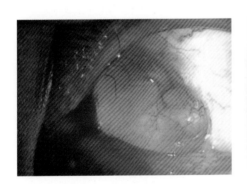

图 1-9　结膜大囊肿

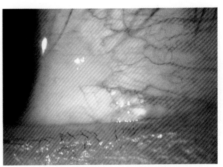

图 1-10　结膜淋巴管扩张

（李贵刚）

👁 问题 7　睑裂斑和翼状胬肉是一回事儿吗？

　　睑裂斑和早期翼状胬肉容易混淆，睑裂斑一般是由长期的紫外线或光
化学性暴露引起。在睑裂部位接近角膜缘处的球结膜，出现三角形略隆起

的斑块，三角基底朝向角膜。病变多见于鼻侧，开始时呈灰色，以后逐渐变为黄白色。此病变无特殊临床意义。仅在严重影响外观、反复慢性炎症或干扰角膜接触镜的佩戴时，可考虑予以手术切除。

翼状胬肉是眼科常见病和多发病，中医称"胬肉攀睛"，俗称"鱼肉"。一般认为它是受外界刺激而引起的一种慢性炎症性病变，单眼或双眼受累，因其形状酷似昆虫的翅膀故名。为睑裂部球结膜与角膜上一种赘生组织，侵犯角膜后日渐增大，甚至可覆盖至瞳孔区而严重影响视力。翼状胬肉是睑裂部球结膜及结膜下组织发生变性、肥厚、增生，向角膜内发展，呈三角形。多见于户外劳动者，以渔民、农民发病最多，可能与风尘、日光、烟雾等长期的慢性刺激有关。

翼状胬肉多无自觉症状或仅有轻度不适，在胬肉伸展至角膜时，由于牵扯而产生散光；或因胬肉伸入角膜表面生长遮蔽瞳孔而造成视力障碍，非常严重的病例可以发生不同程度地眼球运动受限。翼状胬肉可以采用手术切除进行治疗，但值得注意的是，该病手术后易复发。

（张文芳）

◉ 问题 8 　一侧或双侧眼球外上方出现"肉样物"是怎么回事儿？

一位中年男性患者前来就诊，主诉双眼球外上方长了一块儿肉，担心患了癌症。经过详细的眼部检查和影像学检查，确诊为眶脂肪脱垂。医生向患者详细讲解了疾病的性质、治疗方案和预后，征得患者同意，为患者行脱垂眶脂肪切除术。术后经病理组织学检查，证实了诊断。患者的"心病"去除了，满意出院。那么眶脂肪脱垂是一种什么病？都容易长在什么部位？应该如何治疗呢？

眶脂肪脱垂并非真正意义上的肿瘤，而是眼眶脂肪脱垂至结膜下所致。该病多发生于成年人，男性多发，单侧或双侧发病，患者无明显自觉症状，往往无意中翻转上睑发现。肿物位于外上穹隆结膜下，较大者可至球结膜下，呈淡黄色，表面光滑，质软，推动眼睑或结膜时，肿物可在眼球表面滑动（图1-11）。简单的眼部检查只能看到肿物前界，而后部发展到什么部位不易判断，因此需借助影像学检查，如MRI、CT等，通过影像学检查可以发现及揭示肿瘤位置、形态、密度及其与周围结构关系。

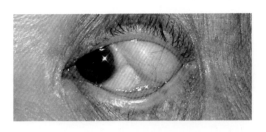

图 1-11 左眼眶脂肪脱垂
左眼外上方结膜下淡黄色软性肿物，可以推动

根据结膜下淡黄色软性肿物及影像学典型图像，眶脂肪脱垂诊断并不困难，但应与皮样脂肪瘤和泪腺脱垂鉴别。①皮样脂肪瘤。发病年龄比眶脂肪脱垂小，多见于儿童或青年，单侧或双侧发病。一般位于眼球外上方或外侧，颜色呈黄白色或粉白色，质地较脱垂的眶脂肪稍硬，其表面结膜呈上皮化。如果同时存在皮肤附件，瘤体上还可见毛发和皮脂腺。皮样脂肪瘤可向角膜内生长，外形似翼状胬肉（图1-12）。②泪腺脱垂。可于上眼

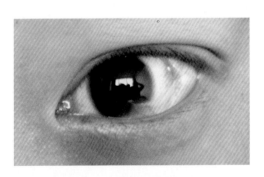

图 1-12 皮样脂肪瘤外观像
左眼球外侧粉白色肿瘤，呈半月形，瘤体表面可见毛发，下方侵及角膜

睑颞侧扪及肿物，肿物可以被还纳眶内，可伴有上眼睑颞侧肿胀。手术切除是治疗眶脂肪脱垂的唯一手段，手术后一般预后良好。

（张　虹）

◉ 问题 9　泪腺脱垂是什么病？

日常生活中，我们可能会发现有些人的上眼皮较为饱满，肉肉的，这种眼皮俗称"肿眼泡"。那么"肿眼泡"可由哪些疾病引起呢？下面介绍的泪腺脱垂就是引起肿眼泡较为常见的疾病之一。

正常泪腺位于泪腺窝内，上方借结缔组织条索附着于眶外上壁骨膜上，当韧带和眶隔松弛时即可造成泪腺脱垂。泪腺脱垂可分为原发性和继发性。原发性泪腺脱垂是由于泪腺支持组织薄弱引起的，常为双侧对称性，青年发病，男女均可发生，但女性较多见。继发性泪腺脱垂往往由于泪腺本身病变导致位置发生异常，或者由于眶内其他病变推挤导致泪腺位置向前移动而脱出泪腺窝的状态。泪腺脱垂时，主要表现为上睑外侧饱满、肿胀，在肿胀的上眼睑皮下可扪及一中等硬度、可被推动的实质性肿块，可被推回泪腺窝，松开后又脱出。泪腺脱垂药物治疗无效，一般需要手术复位，效果良好。所以当您发现肿块时，一定不要惊慌，要及时找眼科医生诊治。

（韦　敏　高德君）

◉ 问题 10　为什么会出现一侧眼球逐渐向内凹陷？

欲了解眼球内陷，首先应知道眼球突出度这个概念。眼球突出度是指眶外缘至角膜顶点的垂直距离，眼球突出的程度取决于眶腔容积和眶内容体积的相对比例。在骨性眶腔内，充填着眼球、眼外肌、泪腺、脂肪、血管、神经等软组织，任何原因导致的眶腔容积缩小或眶内容物体积增大就会出现眼球突出，反之则为眼球内陷。正常人眼球突出度因种族和年龄的不同而有所差异，一般情况下，我国正常人眼球突出度为 12~14mm。如果双侧眼球突出度差值超过 2mm，则为眼球突出或内陷。

1. **眶腔容积扩大。** 如果骨性眶腔容积扩大，而眶内容物体积无变化，则造成眼球内陷。最常见原因就是眼眶爆裂性骨折，骨折导致眶内软组织突入鼻窦，从而造成眼球内陷、眼球运动障碍、复视等一组症状和体征（图 1-13）。

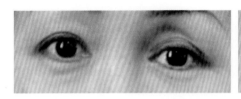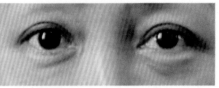

图 1-13　眼眶爆裂性骨折手术前后外观像

左图：左眼球内陷，眼球向下移位，眶睑沟加深；右图：手术修复后双眼球突出度对称，双眼球位于同一水平位，眶睑沟饱满

2. **眶内容物体积缩小。** 如果眶腔容积未变化，而眶内容物体积减少，也会造成眼球内陷。常见的原因有：

①眼眶静脉曲张：是指眼眶内静脉先天性或后天性畸形、扩张，起初可以没有任何临床表现，当与全身血循环沟通后，逐渐出现症状和体征。静脉曲张典型的临床表现是坐位时眼球内陷，当头低位、卧位、颈静脉压力增高时，眼眶内畸形的静脉充盈、回流不畅，就会导致眼球突出，当这些因素去除后，眼球又恢复内陷，因此也称体位性眼球突出。造成眼球内陷的原因是，眶内畸形的静脉长期充盈、扩张，压迫眶内脂肪，使脂肪逐渐吸收，眶内容物减少，因此患者直立位或坐位时眼球内陷（图 1-14）。眼眶静脉曲张的治疗根据患者的症状而决定，如果不影响正常生活和工作，可以密切观察。但如出现伏案工作或卧床休息时眼眶疼痛、头痛等眶压增高的症状，可以进行治疗。②眼眶肿瘤切除术后：有些眼眶良性肿瘤，如海绵状血管瘤、神经鞘瘤等，生长缓慢，长期存

在，压迫眼眶脂肪使其吸收，一旦肿瘤被切除，而正常脂肪已吸收，造成眶内容物体积不足，从而导致眼球内陷。③不明原因眶脂肪吸收：还有个别患者，无任何原因发生眼球内陷，呈渐进性发展，眼科检查除眼球内陷外，无任何其他症状和体征，影像学检查显示眼球内陷，眶脂肪缺乏（图1-15）。

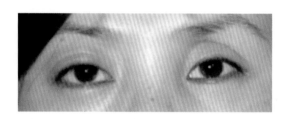

图 1-14　眼眶静脉曲张外观像
患者坐位时左眼球内陷，眶睑沟加深

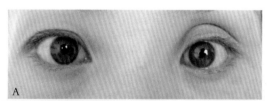

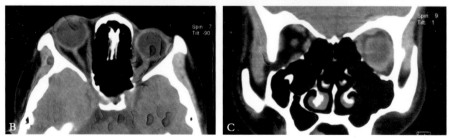

图 1-15　眶脂肪缺乏所致眼球内陷
A.外观像　左眼球内陷，睑裂长度缩小，眶睑沟加深　B.轴位CT　左眼球内陷，视神经弯曲，眶脂肪体积减少，密度增高　C.冠状CT　左眶中后段可见眼球影像，眶内、下壁骨质完整，除外爆裂性骨折的可能

综上所述，眼球内陷的原因有多种，有些比较隐匿，发现异常后应及时就诊，针对不同的原因及时治疗。

（张　虹）

👁 问题 11　黄色瘤是咋回事儿？

近几日，我的一位好友来找我，说："你给看看，我平时挺注意的，老被朋友说不注重眼部卫生，看看我这上眼皮是咋回事啊"。循着她说的看去，原来是在双眼上眼皮处各有一个黄色的小突起，就是我们医学上常说的"黄色瘤"。

黄色瘤并非真正意义上的肿瘤，多见于中年人，尤以中年妇女多见。本病的发病原因尚不十分清楚。有的患者血脂正常或增高；有的人有家族史或继发于动脉粥样硬化、糖尿病、肝胆疾病等；久治不愈的眼睑局部炎性病变也可以是该病的原因之一。

此病一般双眼对称发生。表现为上眼睑近鼻侧处发生橘黄色针头大或豆大丘疹，边缘清晰，略高出皮面，触之柔软，有时病变发展累及范围较为广泛，可以波及下眼睑，融合后形成黄色圈。此病对视力几乎无明显影响，但影响患者美观。

一般情况下黄色瘤较小且生长缓慢者可以不治疗。目前尚无特效药物，如果对外观要求高者可以考虑手术治疗。进行手术前应和患者讲明，此病有复发的可能性。

（张文芳　高铁瑛）

👁 问题 12　霰粒肿会癌变吗？

王阿姨今年 58 岁，1 年前发现右眼下睑长了一绿豆大小的包块，不红也不痛，视力也不受影响，就是老有异物感，于是到当地医院去就诊，诊断为"霰粒肿"，做了个小手术。本以为没什么关系了，可是半年后包块又长出来了，并且比以前长得更快、更大，只能再次去医院治疗，手术后将切除的包块送了病理检查，提示为"睑板腺癌"。这可让王阿姨郁闷了，说好的"霰粒肿"怎么就成"睑板腺癌"了呢？霰粒肿会癌变吗？

霰粒肿，也称为睑板腺囊肿，是由于睑板腺排出管道阻塞和分泌物潴留而形成的睑板腺慢性炎性肉芽肿，儿童和成年人均可罹患。主要表现为睑板上的无痛性肿块，表面皮肤隆起与肿块无粘连，结膜面呈紫红色或灰红色。霰粒肿有纤维包囊，其内为组织退行性变形成的胶样或液化样物质。

睑板腺癌起源于睑板腺，占眼睑恶性肿瘤的第二位，多发生于中老年患者，女性多见。早期起病与霰粒肿相似，表现为眼睑的小肿块，以后逐渐增大，睑板呈弥漫性斑块状增厚，睑结膜面呈黄色隆起（图 1-16、图 1-17），容易与霰粒肿混淆。临床上遇见复发性或中老年患者的霰粒肿均应提高警惕，常规行病理检查明确诊断。一旦怀疑"睑板腺癌"，应以手术切除为主，同时行术中冰冻病理检查以明确肿瘤切除边缘是否有肿瘤细胞。肿瘤瘤体较大、复发性肿瘤或累及球结膜和眼眶者，需考虑行部分或全眶内容物剜除术。对有手术禁忌、手术切除不尽或术后复发者，可行眼部放射治疗，但是放疗对眼球有一定副作用。早发现、早诊断、早治疗对睑板腺癌的预后至关重要。

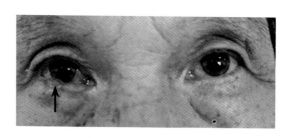

图 1-16　右下睑睑板腺癌
右眼下睑近中央可见一黄豆大小局限隆起

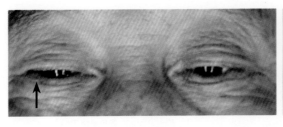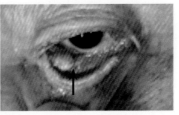

图 1-17　右下睑睑板腺癌

左图可见右下睑外侧皮肤面增厚，右图可见结膜面黄色质硬隆起

（李国栋　章余兰）

● 问题 13　眼眶周围触及到硬块应考虑哪些疾病？

眼眶周围触及硬块的病变有许多，常见的有以下几类：

1. 泪腺区占位病变。 发生于泪腺区的疾病包括上皮性病变和非上皮性病变，其发病率大致相同，各占 50%。①上皮性病变包括良性和恶性肿瘤，良性上皮性病变的代表性肿瘤为泪腺多形性腺瘤，该肿瘤多发于中老年，男性多见，典型的临床表现为单侧眼球突出，并向内下方移位。眼科检查可在眶外上缘触及硬性肿物，肿物固定，不能推动，一般无明显压痛（图 1-18）。CT 检查可见眶外上方类圆形占位病变（图 1-19）。泪腺多形性腺瘤的治疗主要为手术切除。最常见的泪腺恶性上皮性肿瘤为腺样囊性癌，该肿瘤恶性程度高，病情发展迅速，可局部蔓延至周围结构或全身转移，预

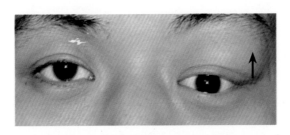

图 1-18　泪腺多形性腺瘤外观像

左眼球突出，并向内下方移位，左上眼睑外侧膨隆饱满

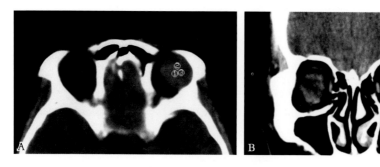

图 1-19　泪腺多形性腺瘤 CT
扫描显示左眶外上方类圆形占位病变，边界清楚，均质

后不佳。典型的临床表现与泪腺多形性腺瘤相似，但早期可有自发性疼痛
和压痛。腺样囊性癌的治疗以手术切除为主，术后辅以放射治疗和化学
治疗。

　　② 非上皮性病变。泪腺非上皮性病变以非特异性炎症为主，也可见淋
巴增生性病变以及淋巴瘤。泪腺非特异性炎症可单侧或双侧发病，见于任
何年龄。多表现为双侧泪腺区肿胀（图 1-20），眼部检查于眶外上方触及
中等硬度肿物，可以推动。泪腺非特异性炎症治疗以糖皮质激素应用为主，
必要时手术介入。

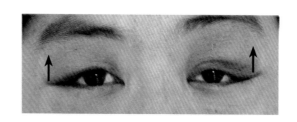

图 1-20　泪腺非特异性炎症外观像
双上睑肿胀充血，以外侧为主，泪腺区饱满

　　2. 鼻窦肿物累及眼眶。最多见的为黏液囊肿，多发生于中青年患者，
筛窦和额窦多见，典型临床表现为眼球突出，眼球移位（图 1-21）。其次为

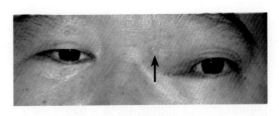

图 1-21　黏液囊肿外观像
左眼球突出，向外下方移位，左上眼睑鼻侧皮肤略呈青紫色

鼻窦恶性肿瘤，肿瘤生长迅速，向眶内生长，在眶缘可触及硬性、不能推动的肿物。

3. **泪囊区占位病变。**泪囊疾病可分为良性和恶性，良性疾病主要为慢性泪囊炎或黏液囊肿，表现为眼眶内下方隆起，触及软性肿物，无活动性，表面光滑，皮肤可有充血，按压肿物处，有黏液或脓性分泌物自泪点溢出。恶性病变最常见为泪囊区鳞状细胞癌，可于眶内下方触及硬性肿物，不能推动。

4. **眼眶皮样囊肿。**它是由于胚胎发育时期上皮残留物陷入骨缝逐渐增大形成的囊性结构。多位于颧额缝或额颞缝的眉弓处，少数发生于额筛缝或内眦部皮下。肿物大小不等，一般发现时如花生大小，表面光滑，触之质韧，活动度较差（图 1-22）。CT 扫描可显示囊肿的位置、大小等。皮样囊肿的治疗以手术切除为主。

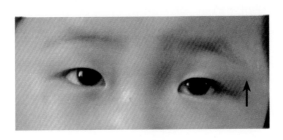

图 1-22　皮样囊肿外观像
左上睑外侧隆起饱满

以上是临床常见的、于睑缘可触及肿物的疾病，患者若发现上述异常、触及肿物后，应及时找眼科医生就诊。

（张　虹）

👁 问题 14　老年人眼睑常见的肿瘤有哪些？

老年人眼睑皮肤常常会生长一些小疙瘩，有的外观呈菜花状，有的外观呈乳头状，有的颜色黑，有的颜色黄，甚至有些会出现溃疡出血等等。一些老年人对这些小疙瘩不放在心上，任由其生长。而另外一些人，恰恰相反，通过收听广播或阅读一些宣传资料，经常会对号入座，认为自己眼睑长了癌症，担惊受怕，寝食难安，带来无穷烦恼。为此，下面将一些眼睑常见的肿瘤做一简单叙述。

1. 老年人眼睑常见的良性肿瘤

（1）眼睑鳞状细胞乳头状瘤：是眼睑常见的良性肿瘤，其可单发或多发，常累及睑缘，颜色与邻近皮肤相似，有蒂或无蒂。

（2）角化棘皮瘤：多见于中老年人皮肤暴露区，根据其临床表现又分为单发型、多发型、发疹型，主要表现为坚实圆顶形结节，表面光滑，边缘倾斜，皮肤颜色正常或淡红色，中心充满角质，除去角质则呈火山口样凹陷，基底无浸润。皮损通常在数周内可增到 1~2cm 或更大，半年内可自然消退，因此又称为良性自愈性上皮瘤。

（3）皮脂溢性角化病：一种中老年人较常见的良性表皮性肿瘤，以男性多见。早期为淡黄褐色或深棕色肿物，直径一般几毫米，境界清楚，表面光滑。肿物可渐增大隆起，颜色加深，呈深褐色或黑色。表面粗糙呈疣状，可形成一层油脂性厚痂，质软而脆，揭去痂皮后呈粗糙、湿润的基底，表面呈乳头瘤样，毛囊角栓是其重要特征之一，通常无自觉症状，偶有瘙痒感。

（4）日光性角化病：多见于一些长期阳光暴晒的中老年人，病变发生在皮肤裸露区，为一种癌前病变。临床表现为单发的皮损，开始为黄褐色小斑点，逐渐隆起形成丘疹、小结节或斑片，皮损内可有毛细血管扩张，表面干燥，上覆黏着的痂皮，不易剥掉。表面角化显著者呈疣状，皮疹发展缓慢，常无自觉症状，少数患者可向鳞癌转变，但日光性角化病癌变发生缓慢且不易发生转移。

（5）黄色瘤：常见于老年人，表现为上睑内眦部柔软扁平的黄色斑，稍隆起，与周围正常的皮肤境界清楚，可能与遗传性血脂过高、糖尿病和其他继发性血脂过高有关。

2. 老年人眼睑常见的恶性肿瘤

（1）基底细胞癌：多见于老年人的曝光部位，如面部。特别是眼睑内侧或鼻根部常见，以结节溃疡型和色素型多见，结节溃疡型外观呈珍珠样结节，表面毛细血管扩张，常为单发，偶有多发，肿瘤缓慢增大，中央凹陷形成溃疡，周围边缘隆起，类似于侵蚀性溃疡。色素型则有黑色素沉着。

（2）鳞状细胞癌：鳞状细胞癌的发生与许多因素有关，如日光照射、接触化学物质等等。鳞状细胞癌多累及下睑，起初常为浸润性小斑块或坚硬小结节，淡红色或褐色，以后逐渐增大形成大的斑块、结节、疣状或菜花样损害，质硬，可破溃形成溃疡，边缘高起呈堤状，溃疡基底多高低不平，有污秽坏死组织形成的污灰色痂，有脓性渗出物，恶臭，易于出血。

（3）恶性黑素瘤：恶性黑素瘤是一种高度恶性的肿瘤，与先天性或发育异常的痣、黑斑病等疾病有关，也可与种族、遗传、日光照射、病毒、免疫等有关。恶性黑素瘤好发于30岁以上的成年人和老年人。临床表现包括：在正常皮肤上出现黑色皮损，或原有的黑素细胞痣于近期内扩大，色素加深。随着增大，皮损隆起呈斑块或结节状，表面易破溃、出血。当皮肤痣出现显著而迅速扩大，颜色加深发亮、周围发红，表面有结痂形成，患处经常出血，溃疡形成，附近的淋巴结肿大，周围有新的卫星病灶发生时，应考虑恶变可能。

（4）眼睑皮脂腺癌：常起源于睑板腺和睫毛的皮脂腺，占据眼睑肿瘤的第二位，恶性程度高，多发生在下睑。局部表现为皮下结节，质硬，与皮肤不粘连，很像霰粒肿，行手术切除术又复发。肿块继续增大，可在结膜面上透见黄色结节，表面不平，继而形成溃疡，出现菜花样肿块，触之易出血。可通过淋巴管向耳前淋巴结和颌下淋巴结转移。

以上是老年人常见的眼睑肿瘤，在生活中具有一定程度的参考价值，实际上不管老年人眼睑出现什么样的肿瘤，最好到正规医院找专业医师进行及时诊治，特别是近期肿瘤生长迅速，疼痛，质地较硬，有创面，易出血的肿瘤，应该高度警惕恶性的可能。

（王海彬）

👁 问题 15　眼睑皮肤反复溃烂不愈合是皮炎还是肿瘤？

一般的眼睑皮肤溃烂如果不合并感染大概一周左右就会结痂愈合，假如出现皮肤溃烂反复不愈合，即便溃烂面积很小也要高度警惕，决不能乱涂药或听信江湖游医所谓的"神药"，应该到正规医院接受诊治。经过系统治疗效果不佳，或者皮肤溃烂面未见减小反而增大者，就要考虑到眼睑恶性肿瘤的可能性。伴有皮肤溃烂的眼睑肿瘤，一般以眼睑基底细胞癌为常见，偶尔也不除外鳞状细胞癌、睑板腺癌等，要想明确诊断，往往需要手术活检，进行病理组织学检查才能确定。

（张文芳）

👁 问题 16　眼睑鳞状细胞癌有哪些表现？

眼睑鳞状细胞癌是起源于皮肤上皮层的恶性侵袭性肿瘤，发病率较低。恶性度较基底细胞癌高，破坏性大。好发于老年人。病变发展较快，病程多为 1.5~2 年。

眼睑鳞状细胞癌常发生于下睑，分为肿块型和溃疡型，大多数为溃疡型（图1-23）。早期局部皮肤出现硬性斑块或硬性结节，边缘不规则，推动皮肤时，结节可随之移动。肿块组织若向表面生长形成菜花状或乳头状巨大肿块称为肿块型。肿块长到一定程度发生溃疡，或者开始时就有溃疡，溃疡向内逐渐变深扩大，底面凹凸不平，边缘隆起称为溃疡型。眼睑鳞状细胞癌恶性程度高，容易损害眼球和眼

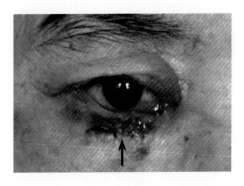

图 1-23　右眼下眼睑鳞状细胞癌
患者男性，55岁，右眼下睑无痛性反复溃烂1.5年，受累面积逐渐增大。经手术切除病理诊断为鳞状细胞癌

眶。晚期病变可侵犯颅内或发生全身转移。

　　眼睑鳞状细胞癌一般治疗是以手术彻底切除为主。如果肿瘤体积大、累及范围广，可以在手术切除后进行局部放疗，或者先放疗使肿瘤缩小再行手术切除。远处转移的患者可以采用化疗。

　　眼睑鳞状细胞癌恶性度高，早期不痛不痒，容易引起患者的忽视，延误治疗。因此，中老年人眼睑皮肤如果出现结节或溃疡，应尽早去医院就诊查明原因，早期诊断和手术切除。一旦延误会损害眼球和眼眶，甚至危及生命。

（周　清）

◉ 问题 17　睑缘无睫毛可能是恶性肿瘤引起的吗？

　　眼睑基底细胞癌是眼睑最常见的恶性肿瘤，占眼睑所有恶性肿瘤的85%~95%，平均年龄约60岁，无性别差异。长期太阳紫外线暴晒、慢性皮肤刺激可能是基底细胞癌的诱因。

　　眼睑基底细胞癌恶性度较低，一般仅侵犯局部，通常不发生远处转移，术后复发也多累及局部。病程较长，最长可达20年。眼睑基底细胞癌多发

生于下睑内侧，其次是内眦部和上睑，累及外眦部少见。但未治疗的眼睑基底细胞癌晚期可侵犯眼眶和鼻窦，甚至远处转移到肺、骨骼、淋巴结、肝脏、脾脏和肾上腺，危及患者生命。

眼睑基底细胞癌可分为结节型、溃疡型、色素型和硬化型。典型的临床表现包括眼睑皮肤有无痛性结节缓慢生长，有的结节表面有溃疡，并有血或脓痂（图1-24），有的病变区表面有色素，有的引起睫毛毛囊破坏，导致病变相应区域睫毛的脱落。

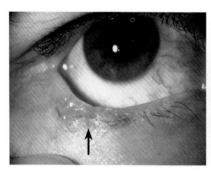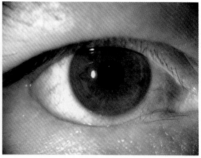

图1-24　右眼下眼睑基底细胞癌

患者女性，50岁，右眼下睑结节并无痛性反复溃烂5年，受累面积逐渐增大，睫毛脱失。当地医院诊断为皮炎，给予抗生素眼膏治疗无效。经手术切除并行眼睑重建。手术后病理诊断为基底细胞癌

眼睑基底细胞癌的治疗是以手术切除为主，手术完全切除肿瘤有时可达到治愈基底细胞癌的目的。基底细胞癌对放疗敏感，对化疗不敏感，对于不可能完全切除的肿块，复发或不能接受手术切除的患者，可采用放疗。

眼睑基底细胞癌发病缓慢，不痛不痒，容易引起患者的忽视，延误治疗。因此，中老年人眼睑皮肤如果出现结节、溃疡或无痛性睫毛脱落等现象，应尽早去医院就诊查明原因，早期诊断和及时治疗，以免延误导致眼睑功能缺失，视力受损，甚至危及生命。

（周　清）

◉ 问题 18　结核会播散到眼睛么？

先讲述一个临床病例，患者是个少妇，不到 30 岁，怀孕，还是双胞胎，5 个月的时候，出现体质虚弱、咳嗽，到医院检查，发现是结核，保守治疗了 2 周，病情实难控制，双肺结核播散，为了保住性命，家里人决定放弃这对双胞胎；可是祸不单行，少妇右眼突然视物不见，磁共振检查结果把全家吓了一跳，眼球内长了肿瘤，并怀疑是葡萄膜黑色素瘤？看过《非诚勿扰 2》的观众都知道，这可是恶性肿瘤！性命攸关，县医院的诊断吓坏了患者，他们第二天就赶往省城。我们看了磁共振检查结果，确实眼球内有了占位性病变，这真的是肿瘤吗？

根据患者的具体病情，通过综合分析，我们认为患者眼内的东西可能是结核病菌感染导致的，不是真正意义上的肿瘤。接下来，我们建议患者进行诊断性的治疗。

在利福平、异烟肼等药物问世之前，结核曾经是一个噩梦，无数年轻人咯血身亡。但即使目前结核能够药物治疗，它仍然严重危害人类的健康。目前治疗结核一线用药包括：利福平、异烟肼、乙胺丁醇和链霉素。通常我们诊断时，遵循一源性理论，例如本例患者，如果我用结核播散到眼部能解释症状和体征，我们暂时不考虑肿瘤，或者进行相关检查，试图排除肿瘤的诊断。我们分析认为，患者患结核时，由于早期保胎，没有正规用药，导致结核扩散，但是这不会增加葡萄膜黑色素瘤的发生率。而葡萄膜黑色素瘤的发生率原本很低，不论原发还是转移，我都认为眼内结核播散的概率更高。患者结核呈双肺播散，说明结核分枝杆菌已经入血，那么它就可以到达全身各处，双肺是最常见的感染区，因为肺部血供丰富。在眼部，眼动脉作为颈内动脉的第一分支，也是有可能被累及的。患者的病灶正好在黄斑区，当病灶生长到 7mm×3mm 时，它可以破坏黄斑部的血供和正常的代谢，导致患者视力几乎丧失。所以，当我们和患者长谈之后，患者也同意了我们的分析，随后给予患者规范性的抗结核治疗。

3个月后，患者和家属欢欢喜喜地复诊，视力明显提高。病灶变小。1年后，患者的视力神奇般地回到了1.0，磁共振图片上几乎看不到任何异常。令我印象深刻的是，患者的爱人对她无微不至的关心。药物和诊断治疗是一方面，家人的关爱是另一方面，这有助于帮助患者早日康复。

结核侵犯到眼睛的报道很少，我行医十几年，也只遇到这一例。在此与大家分享此病例，想告诉患者和相关的医生，即使结核侵犯了眼睛，甚至是黄斑，患者都有痊愈的可能，所以早期诊治是关键。

（曲　超）

◉ 问题 19　后部巩膜炎可以被误诊为眼内肿瘤吗？

几年前我曾经遇见过一个病例，患者是一名中年男性，自觉右眼视力异常就诊，但其矫正视力是1.0。为患者进行了详细的眼科检查后，发现患者右眼眼底后极部视网膜有一束平行排列的细小皱襞，随后为患者进行眼部B超和OCT检查，结果显示在皱襞对应的眼球壁有一占位，呈新月形，5mm长，2~3mm厚，血液供应丰富。磁共振检测提示右眼占位为脉络膜黑色素瘤，或者转移性肿瘤。经过讨论，考虑到该患者的占位可能为早期恶性肿瘤，建议患者到上级医院进行会诊。上级医院会诊意见考虑为后巩膜炎，并给予抗生素联合糖皮质激素治疗，经过治疗一段时间后，右眼占位消失，患者痊愈了。我着实吃惊不小。这是我遇到的第一例后巩膜炎，于是我潜心研究了这个疾病。发现所有文献均报道，后巩膜炎的临床表现多样，可以与多种疾病相混淆，尤其是可能貌似肿瘤样占位，被误诊摘除眼球的报道有10余例。这引起了我的高度重视：后部巩膜炎很容易被误诊，并且误诊后，后果严重。综合所有的文献，后部巩膜炎有以下几个特性：首先是眼底视网膜皱襞，其次是B超显示的巩膜后暗区，这些都是炎症反应较为特征性的改变；此外，追问病史，可以有眼红、结膜充血等病史，甚至有些患者发病早期有眼部疼痛的病史。上述这些都有助于我们的诊断与鉴别诊断。

（曲　超）

👁 问题 20　脉络膜黑色素瘤是怎么回事儿？

脉络膜黑色素瘤，顾名思义即是脉络膜上生长出来的肿瘤。脉络膜在哪里呢？人的眼球壁分为三层，我们肉眼看到的是最外层的角膜和巩膜，也就是黑眼珠和眼白。最内层是视网膜，是眼的神经层。夹在中间的部分即是脉络膜，它富含血管和色素细胞，主要是黑色素细胞。脉络膜有营养眼内组织的作用，并形成暗的环境，保护视网膜免受强烈光线伤害。我们说的脉络膜黑色素瘤即是发生在脉络膜的一种恶性肿瘤。

脉络膜黑色素瘤是一种成人常见的眼内恶性肿瘤，发生于脉络膜基质内的黑色素细胞，多见于 40~60 岁，与性别和眼别无关，肿瘤可以发生于脉络膜的任何部位，但常见于眼球的后端。疾病的发展过程大体上可分成眼内期、青光眼期、眼外蔓延期及全身转移期 4 个阶段，但 4 期演变不一定循序渐进。如有的病例未经青光眼期而已有眼外蔓延或全身转移。在开始的时候，肿瘤仅仅是局限性的隆起，如果不是在黄斑区，也就是人看东西最清楚的地方，病人一般没有什么不适，这个时候肿瘤不容易被发现。随着肿瘤的进一步长大，逐渐向眼内生长，突破脉络膜的界限，长到视网膜下，逐渐形成了一个头大、颈窄、底部宽广的蘑菇状团块。这时常会伴发视网膜脱离。病人会发现视力下降明显，看东西变形或者发暗。大多数患者到这个阶段才到医院就诊。

如果肿瘤生长在眼底周边部位对视力影响不大，或者视力下降被认为是花眼，或者当合并有白内障，认为白内障引起了视力下降，此时肿瘤会继续生长，直到体积过大或者肿瘤位置靠前堵塞了眼球内房水循环引起眼压升高，患者感觉到眼睛红肿胀痛再到医院就诊，这时即发展为青光眼期。

如果肿瘤再继续生长，会突破眼球壁长到眼球外面直至转移到全身。

脉络膜黑色素瘤的治疗方法及预后情况与肿瘤的大小、部位及病理分型等因素相关。传统的治疗方法主要是眼球摘除，在国内仍为治疗脉络膜黑色素瘤的主要手段。如果未有眼球外转移，一般在眼球摘除同时联合眼台植入，手术后通过佩戴义眼片，可以达到以假乱真的效果。对于一些体积较小的脉络膜黑色素瘤，且患者有强烈的保眼治疗要求，可以进行肿瘤光凝治疗、放射治疗、局部切除等。随着医学的不断发展，脉络膜黑色素瘤的诊断、治疗也会不断进步。

（陈　伟）

◉ 问题 21　绿色瘤是什么？

我们还是从一例病例说起：患儿是个 6 岁的小女孩，胖乎乎的，右眼球明显突出，初到眼科的时候考虑右眼眶内肿瘤，医生取了活检，但是病理科的诊断模棱两可，后来儿科会诊进行骨穿，证实有急性粒细胞性白血病，转入儿科治疗。我们跟进随访了这个小患者。儿科的诊断明确后，我们修正了自己的诊断：右眼眶绿色瘤。

那么什么是绿色瘤呢？它是绿色的么？怎么才能第一时间发现绿色瘤呢？绿色瘤是急性粒细胞白血病的骨髓外表现，肿瘤可以出现在骨骼、神经、肌肉等任何位置，尤其是眼部和头部。眼部通常表现为眼球突出、眼睑肿胀、斜视等，眼科可能是首诊科室。进行病理组织学检查时，肿瘤切面为淡绿色，故称绿色瘤。这个瘤是怎么形成的呢？我们知道急性粒细胞白血病，是患者的骨髓中有大量的粒细胞每天被孵化出来，补充进血液中，正常的粒细胞相当于我们的公安巡警人员，持枪上岗，负责人体内的安全，杀灭进入体内的细菌病毒。但是白血病的时候，这批"人员"没有培训好，他们无组织无纪律，就持枪冲上街头，他们要闹事。当他们自己在社会上找了一个地方，聚众闹事，那就是瘤体了。如果诊断及时，迅速治疗白血病，瘤体有时可以随同化疗的进行而消失，但是如果治疗延误，会有性命之忧。那么怎么能尽快诊断呢？首先，绿色瘤是临床较为少见的肿瘤，所以容易被临床医生忽视，如果想到绿色瘤的可能，一般可行手术活检、血液检测及骨髓检查，基本可以确诊了。

当然，眼眶肿瘤有很多种，绿色瘤是较为少见的。正因为少见，所以容易误诊，漏诊。这正是我们医生需要注意的。患者朋友也可以了解一下，急性粒细胞白血病目前的临床疗效尚可。早期诊断是有帮助的。

（曲　超）

◉ 问题 22　眼部也能长淋巴瘤吗？

还记得央视主持人罗京吗？ 2009 年因淋巴瘤去世；创新工场 CEO 李开复，与病魔淋巴瘤一直战斗着；电影《滚蛋吧！肿瘤君》中女主角熊顿，也因淋巴瘤，即使在人生最艰难的时刻，也依然笑对命运……

淋巴瘤，这一源于淋巴造血系统的恶性肿瘤，近年来逐渐引起了公众的关注。虽然淋巴瘤好发于淋巴结，但是由于淋巴系统的分布特点，使得淋巴瘤属于全身性疾病，几乎可以侵犯到全身任何组织和器官，其中包括眼部——结膜、泪腺、眼眶、眼睑、视网膜等均可发病。眼部淋巴瘤虽然少见但并不罕见。根据瘤细胞病理组织学特征，淋巴瘤分为非霍奇金淋巴瘤（NHL）和霍奇金淋巴瘤（HL）两类，而眼部淋巴瘤多为非霍奇金淋巴瘤淋巴结外病变。

眼部淋巴瘤表现多种多样，有时极具有隐蔽性和迷惑性。如果发现眼部不适——眼睑肿胀、下垂，无痛性包块，结膜充血肥厚视力下降、眼球偏斜，眼球突出等，应及时就医，同时注意检查自己身体其他部位有无无痛性包块，近期有无发热、乏力、消瘦等症状。眼部淋巴瘤需要行病理组织学检查，才能够明确诊断；再由眼科医生和血液科医生共同对病情进行评估并制订治疗方案。眼部淋巴瘤治疗预后大多良好，但也可因疾病的累及范围、分期分型不同而导致预后不同。

（董　诺　马蔚芳）

◉ **问题 23　淋巴瘤会长在眼眶里面吗？**

　　正常眼眶不含淋巴组织。淋巴细胞性肿瘤长在眼眶属于非霍奇金淋巴瘤结外病变，约占眼眶实体肿瘤的 10%~15%。75% 眼眶恶性淋巴瘤不伴有眼外的病变，在眼眶局部生长，不破坏眶骨。只有小部分眼眶恶性淋巴瘤伴有全身疾病。

　　眼眶淋巴瘤多发生于 50 岁以上，一般单眼发病，也可累及双眼。大部分隐匿发病，也有些起病急，发展快。发病缓慢者多属于低度或中度恶性，急性发病者多属于高度恶性，预后不良。眼部淋巴瘤患者的临床表现多种多样，千差万别。患者可表现为眼睑肿胀，可触及无痛性、质硬、条索状或结节样肿物；也可以表现为急性炎症性眼睑病变，局部可以充血肿胀，疼痛不适等，往往被误认为是眶部蜂窝织炎、炎性假瘤等。眼部淋巴瘤患者的球结膜下或穹隆结膜下可见粉红色鱼肉样肿物，有时会被误认为是结膜炎。随着眼眶淋巴瘤的生长，其体积增大可出现不同程度的眼球突出和眼球运动受限、复视；如累及视神经可导致视力下降。怀疑眼眶淋巴瘤的患者应作彻底的全身检查，以明确病变的范围和程度。CT、MRI 检查可见眼眶内不规则肿块，边界欠清楚，偶尔可见眶骨的破坏。治疗以手术切除为主。在不损伤眼功能的情况下尽可能将肿瘤摘除干净。术后根据病情变化追加局部放疗，必要时行全身化疗。

（周　清）

◉ **问题 24　炎性假瘤是肿瘤吗？**

　　前几日，有一小伙儿因"眼红眼痛、视物重影"到医院就诊，医生经过详细的检查，诊断为炎性假瘤，并给出治疗方案。一听"瘤"字，小伙儿可是心中"咯噔"一下，怎么就得"肿瘤"了呢？真是这样吗？其实，炎性假瘤是一种特发的非特异性慢性增殖性炎症，临床表现类似肿瘤，但本质上是炎症，故名炎性假瘤，而不是真正意义上的肿瘤。

下面就给大家说说炎性假瘤是咋回事儿。本病可发生于任何年龄，多见于成年人，无明显性别差异，可单眼或双眼发病，可同时或间隔数年发病。临床表现可急可慢，眶内一种组织受累，也可多种组织同时受累，病情反复。具体来说，可有眼球突出和移位，眼球就好比小树，眼眶就好比树坑，树坑里有血管神经、肌肉和眶脂肪，由于这里面的组织水肿，眼肌肿大，使得树坑的内容物增加了，相应的压力就大了，经过推挤使得我们的小树（眼球）向前突出移位了，正常小树（眼球）的血液循环障碍，加重了组织的水肿，看上去眼球和眼皮会又红又肿；进而引起眼球运动障碍，甚至会使得眼球固定不动。双眼视力好的，由于眼外肌运动的不协调会出现复视、重影，有些患者会有自发性的疼痛。位于眼眶前部和泪腺区的还可以摸到中等硬度或较硬的肿块，炎症累及到树根（视神经、眶尖区）时可以使得视力下降甚至眼底出现异常。如果采用超声、CT、MRI 等影像学检查，都可以发现其所表现的炎性病变。由于眼眶炎性假瘤可以累及眶内多种组织，分型标准有多种，根据侵及部位不同有眶隔前型、眶内肿块型、肌炎型（累及眼外肌）、泪腺炎型（累及泪腺区）、视神经周围型（累及视神经周围）、眶尖部型（累及眶尖部组织）和弥漫型（累及范围广泛）。根据病理形态分为淋巴细胞浸润型、纤维硬化型、混合型等。尽管这个病较为常见，但其发病原因至今尚未明确，目前该病治疗手段主要包括药物、手术和放疗等方法。

（高铁瑛）

问题 25　霰粒肿和麦粒肿是一回事儿吗？

早在手工作坊时代，针因为制作困难而很金贵。有人偷了针之后碰巧第二天头蓬眼肿,坊间便传说是因为报应所引起的眼病,传为针眼。后来随历史变迁发展,传说以讹传讹,针眼演化成看了非礼勿视的东西所得的报应。不知道多少人小时候因为长了针眼被小伙伴们笑话是"看了不该看的东西",搞得是一脸茫然。殊不知,针眼又称麦粒肿,医学专业术语为睑腺炎,实际上是由于睫毛毛囊附近的皮脂腺或睑板腺感染葡萄球菌所导致的急性化脓性炎症。麦粒肿非常常见,好发人群可以说是"老少皆宜",但因为少儿卫生习惯较差,青年人群腺体分泌旺盛而更为多发。

麦粒肿根据发病部位不同又可分为内外两型,其中前者是由于睑板腺受累引起,后者是由于眼睑皮脂腺或汗腺感染导致。其特点是起病时眼睑皮肤局限性红、肿、热、痛,可触及小硬结,压痛明显,同时伴邻近球结膜水肿。当脓液局限积聚时出现黄色脓头,形似金黄色的麦粒。内麦粒肿发生在睑板腺,表现在结膜面;外麦粒肿发生在睫毛根部皮脂腺,表现在皮肤面,破溃排脓后疼痛缓解,红肿消退。重者可伴有耳前、颌下淋巴结肿大及压痛、全身畏寒、发热等。

治疗上,在发现麦粒肿早期脓头未形成之前可做湿热敷同时辅以抗生素滴眼液,热敷能扩张血管,改善局部血液循环,促进炎症吸收,使硬结迅速化脓,轻的炎症可在湿热敷后完全消失。其具体的做法是,用清洁毛巾浸45摄氏度左右热水后稍拧干直接敷在患眼皮肤上,每天2~3次,每次20~30分钟。当炎症得到控制,脓液聚集形成脓头时即可切开排脓,并适当清理坏死或肉芽组织,这样可以缩短疗程,而不需等到自行破溃。在炎症消退后,如果仍留有残余的肉芽组织或硬结,可以再次手术切除。特别需要注意的是当脓头出现时切忌不适当挤压,因为眼睑血管丰富,又与颅内的海绵窦相通,以防炎症扩散引起严重合并症,如眼眶蜂窝织炎、海绵窦栓塞甚至败血症而危及生命。伴有淋巴结肿大或发热等全身症状的患者可同时口服或静脉应用抗生素进行治疗。

作为同是眼睑上"老少皆宜"的"小疙瘩",霰粒肿(又称睑板腺囊肿）相对比较低调，它进展缓慢，不红不痒，可触及在眼睑皮下一至数个大小不等的无痛性圆形肿块，小至米粒、绿豆，大至黄豆、樱桃，表面光滑，边缘清楚，是因上下睑睑板腺排出管道阻塞和分泌物潴留而形成的睑板腺慢性非感染性肉芽肿造成的眼睑皮肤的局部隆起。老年人因睑板腺萎缩、功能退化，故较年轻人少发。

较小的霰粒肿因没有症状、不影响外观而容易被忽视，一般不需治疗即可自行完全吸收，热敷或理疗按摩能促进肿物消散吸收。较大的霰粒肿因隆起较高可能影响眼睑外观，同时可压迫眼球引起暂时性散光或异物感，部分还可自行穿破结膜面，排出胶样内容物，形成蕈状肉芽状增殖甚至遗留瘢痕造成眼睑外翻，此时则需行手术切除。

部分因饮食辛辣油腻，睑板腺分泌旺盛或排出功能不良的人群，霰粒肿可能会反复发作。对于这种情况，经常行眼睑热敷辅以睑板腺按摩，可促进清除睑板腺口的分泌物，减轻阻塞症状。而对于老年人来说，反复发作霰粒肿更需要警惕恶性肿瘤，如睑板腺癌等。特别是有溃破、出血、色素沉着的都要引起警惕，需手术切除行病理切片检查，以便及时明确诊断，及早治疗。

（龙 琴 阳 雪）

◉ 问题 26 中老年人得了霰粒肿需要重视吗？

霰粒肿又称睑板腺囊肿，是睑板腺管排出受阻，腺管内分泌物潴留引起的无菌性慢性肉芽肿性炎症。这种疾病多见于儿童，成年人也可罹患，上下睑皆可发生，可单发或多发。但当发现老年人眼睑有硬结生长时，除考虑霰粒肿外，还应警惕是否有眼睑恶性肿瘤——睑板腺癌的可能。睑板腺癌早期表现为眼睑内坚韧的小结节，和皮肤粘连，与霰粒肿相似，后渐渐增大，向结膜面溃破，呈分叶状或者菜花状，可累及淋巴结，亦可远处转移。

霰粒肿和睑板腺癌的区别有下面几点：①霰粒肿多发生于青少年，睑板腺癌常见于老人。②霰粒肿始终表现为眼睑内圆形小硬结，多与皮肤无粘连，切开可见胶样物或者灰黄色液体流出，有的自行破溃后形成息肉样肉芽组织；而睑板腺癌初起如霰粒肿，后渐渐增大，形成质地坚硬而脆的黄白色物，自行破溃，呈分叶状或者菜花样。③霰粒肿手术后通常不复发，睑板腺癌手术后可复发。

临床上早期睑板腺癌较易被误诊为霰粒肿，切除以后容易复发，所以中年以上霰粒肿切除后建议要常规做病理检查，对霰粒肿手术后复发者要警惕睑板腺癌，以免延误治疗时机。

（韦　敏）

● 问题 27　出生不久的婴儿眼皮有草莓样的斑块是怎么回事儿？

当代著名女诗人王尔碑创作的散文诗《红草莓礼赞》这样赞扬草莓："草莓，我为你更名，你那么美丽，与草结缘，太委屈了你……而你，那么娇嫩，那么水灵，真像一个情窦初开的少女……"草莓是如此美丽和水灵，但是在眼皮上长草莓就让人苦恼了，小希的妈妈就处于这样的苦恼中。刚出生不久的小希宝宝给全家带来了欢乐和幸福，可是妈妈却在娇嫩的宝宝右眼眼皮上发现一块鲜艳的"草莓样"的红斑（图1-25）。这么大的草莓给小希带来的不是美丽而是丑陋了。

那么刚出生不久的小希眼皮上的这个草莓是什么呢？

这是先天性眼睑毛细血管瘤。

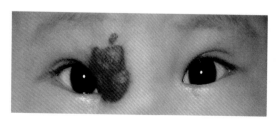

图 1-25　右眼睑"草莓"样斑块

眼睑毛细血管瘤有以下临床特点：①为自限性疾病，女性常见，多发生于出生后的 3 个月以内，多数患儿于 1 岁之后病变趋于静止。②属于血管畸形，表现为出生后出现的皮肤红点，或者红色斑块，颜色进行性加深，病变逐渐隆起，高出于皮肤，肿瘤表面高低不平，也可表现为颗粒状融合性病灶，形似"草莓"。除眼睑病变外，头颈、口腔、躯干等部位也可发生同类样病变。③病变表面容易发生溃疡，溃疡创面不易愈合，愈后留有皮肤疤痕。部分患儿可因上睑皮肤肿瘤巨大发生机械性上睑下垂。

眼睑毛细血管瘤的治疗主要有：①对于病变范围较小，境界清楚者，可试在瘤体内注射长效糖皮质激素，常用药物有曲安奈德或者复方倍他米松。②对于病变范围较大者，可尝试性口服普萘洛尔治疗。③对于病变范围大，药物治疗效果不好，或者合并有重度机械性上睑下垂者，可考虑手术治疗。

（吴松一　姚鹏翔）

👁 问题 28　出生后的婴儿眼皮长了紫色"葡萄"是怎么回事儿？

"情牵紫络漫争新，剔透晶莹不老身"是对美丽葡萄的赞美，但是这美丽的葡萄如果长在眼睛上就不那么美丽了。小梓出生后妈妈就在她的左眼皮上发现一块像葡萄一样青紫的肿物，摸上去软软的，但是又不痛不痒，哭闹的时候这个"葡萄"还会变大，而且随着小梓的长大，这个"葡萄"也渐渐长大（图 1-26）。

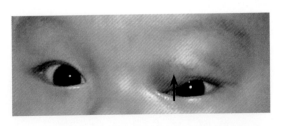

图 1-26　左眼上睑皮下青紫色肿物

这个出生后就出现的"紫色葡萄"是什么呢？这可能是发生于眼眶深部的毛细血管瘤。毛细血管瘤比较表浅的时候表现为"草莓"状，当病变深入眼眶就表现为青紫色的"葡萄"状。深部的毛细血管瘤一般需要手术治疗。

（吴松一　姚鹏翔）

👁 **问题 29　小孩子眼睛旁边长了"花生"，不痛不痒是怎么回事儿？**

《论语·先进》里有"子曰：过犹不及"。小煜三周岁了，他的妈妈却苦于他眼皮的"过犹不及"，怎么回事呢？原来，小煜从出生3个月后就发现右眼的上眼皮越长越厚，仔细一摸可以摸到眼睛边上一个"花生"大小的小球，滑溜溜，圆乎乎，有点硬，压着还能动，但是又不痛不痒，碰到它小煜也没说难受。关键是随着小煜的长大，这个"花生"也跟着越来越大，现在已经有"鹌鹑蛋"大小，把小煜右眼上眼皮高高顶起，真是过犹不及，两只眼睛不对称，别提多难看了（图1-27）。

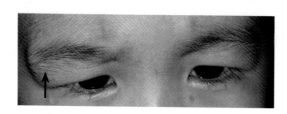

图 1-27　右眼上眼睑颞侧肿物

那么这么小的小朋友眼睛旁边长的东西到底是什么呢？

这个"花生"的术语叫"皮样囊肿"。

皮样囊肿，是婴幼儿先天性眼眶囊肿里最常见的一种，是胚胎时期上皮植入深层组织形成的。囊肿的囊壁为上皮或内皮细胞，囊腔内为细胞产物，包括皮肤角化脱落物、汗液、皮脂和毛发。随着囊内细胞产物的增加，囊肿体积可缓慢增大。

　　皮样囊肿有以下临床特点：①临床表现取决于肿物发生位置。肿物位于眼眶眶缘者，因肿物表浅，常于幼儿时期即被发现，类似小睑的症状。但是肿物较大者甚至可影响上睑形状，造成上睑下垂，一些较大的肿物常可压迫眼眶骨壁造成眼眶骨质吸收及凹陷。肿物位于眼眶深部者，因较隐蔽，常于青春期后造成眶内组织移位或者囊肿自发破裂出血感染而被发现，或者体检时偶然发现。这种类型的肿物多陷入眼眶骨窝内，可表现为哑铃型外观。②皮样囊肿常可通过眼眶 CT 检查来确定诊断。眼眶 CT 检查有以下特点：①多位于眼眶外上方，圆形、椭圆形或哑铃型（图 1-28）。②病变内部 CT 值表现不均匀，皮脂含量多时一般低于 0H，若含有毛发等高 CT 值分泌物可部分高至 40~60H。③增强 CT 检查因囊壁含有血管可以强化，而内容物因不含血管不被增强。④眼眶骨壁可出现压痕样凹陷或者骨窝内可见骨嵴，部分患者可出现眶骨壁缺失。

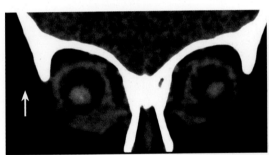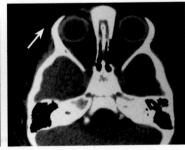

图 1-28　眼眶 CT 扫描图片

　　皮样囊肿的治疗主要靠手术切除。因肿物本身生长缓慢，又常发现于婴幼儿，因此可先观察病变的发展。如病变发展缓慢，可待患儿略大时手术。如病变发展迅速，短期内迅速变大，严重影响外观，造成上睑下垂，或者自发性破裂等情况，则应尽快手术切除。手术切除的原则是囊肿的囊壁及囊内容物完全摘除，特别是位于骨窝内及哑铃型的肿物，一定要刮净窝内囊壁，以免囊肿复发。

皮样囊肿是婴幼儿常见的疾病。家长们如果发现小孩子眼睛周围长了有类似小煜的"花生"，一定要及早就诊，以免发生囊肿破裂引起眶内感染等更严重的后果。

（吴松一　姚鹏翔）

◉ 问题 30　甲状腺相关眼病发病的年龄特点是什么？

甲状腺相关眼病（TAO）发病率高，发病年龄呈双峰趋势。有研究显示女性发病年龄峰值分别是 40~44 岁与 60~64 岁这两个年龄段，男性则为 45~49 岁和 65~69 这两个年龄段。这仅说明在上述年龄段，TAO 好发，但其他年龄段，包括儿童也可以发生，只是发生几率比较低而已。

（罗丽华　王　康）

◉ 问题 31　甲状腺相关眼病发生的危险因素是什么？

甲状腺相关眼病（TAO）的危险因素主要有以下几个方面：①性别：TAO 的女性发病率高于男性，男女比例为 1：2~1：5。但男性 TAO 的严重程度更高，可能与吸烟有关。②种族：TAO 的发病率有种族差异，欧洲人比亚洲人更易患 TAO，其发病率为 42.0%：7.7%，除了吸烟习惯的不同外，评判眼球突出度标准的差异可能导致在非亚洲人种的 TAO 患者中往往过度评估了眼球突出度。③遗传：与其他自身免疫性疾病一样，遗传因素为 TAO 发生的危险因素之一。④环境：吸烟是 TAO 发展或恶化的重要的危险因素，吸烟者的 TAO 发病的危险率是不吸烟者的 20 倍。在一系列病例对照研究中发现：患者吸烟的数量与复视和眼球突出的发生率呈正相关。有研究证实主动或被动吸烟不仅会影响 TAO 的发生和病程，也会影响患者对治疗（包括激素治疗和放疗）的反应。⑤免疫因素：TAO 的免疫因素相当复杂，可以与其他免疫性疾病重叠，也可以与甲状腺相关抗体共存，严重性及活动性与 TSHR（促甲状腺素受体）水平相关。⑥同位素治疗：近年来有人认为，^{131}I 的治疗会诱导 TAO 的再发，其原因可能在于治疗引起了甲状腺自身抗原的暴露，从而再次诱发了自身免疫反应。另一方面 ^{131}I 治疗后引起甲减也会加重突眼，但是没有得到大样本的临床研究的数据支撑，因为 TAO 可发生于甲亢治疗前、治疗中、治疗后，由于近年来 ^{131}I 治疗的普及，^{131}I 治疗后发生 TAO 的病例数必然会相应增多。所以，TAO 的发生发展和 ^{131}I 治疗间的关系需要进一步研究证实。另外，糖尿病、精神心理因素可能也是 TAO 的危险因素。

（罗丽华　王　康）

◉ 问题 32　甲状腺相关眼病的患者甲状腺功能都异常吗？

甲状腺相关眼病（TAO）是一种既与甲状腺功能相关，又相对独立的器官特异性自身免疫性疾病。该病可发生于甲状腺功能亢进的患者，也可以发生于甲状腺功能正常或者甲状腺功能减低的慢性自身免疫性甲状腺炎症的患者。其中约 70% TAO 发病与甲状腺功能亢进（简称甲亢）有关，约 5% TAO 与甲状腺功能减低（简称甲减）有关。约 25% TAO 患者甲状腺功能正常。另外，研究显示小部分 TAO 3.3% 与桥本甲状腺炎有关。TAO 与甲亢的发生具有时间相关性：约 20% 的眼病先于甲亢发生，40% 同时发生，40% 发生于甲亢之后。有研究显示甲功正常性 TAO 的患者 6 年内约有 60% 会发生甲亢。

（罗丽华　王　康）

◉ 问题 33　甲亢控制后，眼病就能好吗？

病人在诊断室常常问我这样的问题："医生，我的眼睛突出是甲亢引起的吗？为什么我的甲亢控制了，眼睛还越来越严重呢？"

要回答这个问题，需要了解：甲状腺相关眼病（TAO）是一种与甲状腺疾病密切相关，且累及眼眶组织的器官特异性自身免疫性疾病，过去命

名较多，如 Graves 眼病、浸润性突眼、恶性突眼、甲状腺眼病、甲状腺毒
性眼病等。虽然眼科和内分泌科医生做了大量的研究，但是该病的确切病
因及发病机制至今不完全清楚。TAO 是免疫自身稳定机制紊乱引起的异
常 T 细胞对甲状腺及眼外肌的器官特异性自身免疫反应，眼球后组织与甲
状腺存在共同抗原，如促甲状腺素受体（TSHR），二者产生了交叉免疫
反应。而共同抗原 G2s、FP 及 64kd 蛋白等则可能导致甲功正常的 TAO。
单纯的甲状腺功能亢进、减退及 TAO 是同一种疾病在身体不同部位的表
现，有共同的发病基础，通过交叉免疫反应而致病。有报道 TAO 患者有
些病例眼部损害发生在甲状腺受累之前，因此甲状腺功能异常与 TAO 不
存在必然的因果关系。眼部症状可与甲亢同时出现，也可在甲亢之前或
之后出现，也可单独出现而甲功正常或伴甲低。吸烟和甲状腺功能异常
是 TAO 的危险因素，所以一旦确诊 TAO，就应该戒烟，同时控制甲状
腺功能。

（何为民）

◉ 问题 34　有些人得了甲状腺疾病为什么眼球突出了？

甲状腺疾病多为自身免疫性疾病，其特征就是免疫系统功能异常。人
的免疫系统是身体的保护伞，时刻抵御有害物质的入侵，保护我们身体的
健康。当免疫系统功能异常时，自身就会产生抗体攻击体内的正常细胞。
由于眼眶组织和甲状腺在免疫学上有相似之处，当甲状腺和眼眶同时受到
自身抗体的攻击时，就会既引起甲状腺功能的异常，又会造成各种各样的
眼部问题。

人的眼眶就像一个房间，眼眶壁就像房间的四面墙，房间里有眼球、
肌肉、脂肪和最重要的视神经等，在人体免疫系统异常的情况下，肌肉和
脂肪会发生水肿变性，体积随之增大，逐渐压迫眼球和视神经，由于空间
有限，房间变得拥挤，眼球为了改善"住房条件"，只能"违章搭建"到屋

外，于是就造成了眼球突出，俗称"甲亢突眼"，在临床上医生称之为甲状腺相关眼病（TAO）。

TAO能通过很多种方式对眼睛造成危害。70%的患者最早出现的是眼睑退缩和眼球突出，这使他们看起来总是像在瞪眼，由于眼球突出和眼睑退缩，眼睛更容易暴露在风、尘等环境中，变得非常干涩；进一步会导致结膜炎和暴露性角膜炎，出现眼部刺激和不适、流泪、怕光、视物模糊等。更严重的是，眼眶里面肿胀的肌肉和脂肪会压迫和损伤视神经，导致视力下降，甚至失明。

很多得了TAO的患者以为自己的眼部问题，例如突眼、眼睑退缩、斜视等是没有办法治疗的，其实并非如此。虽然该疾病的治疗并非一朝一夕的事，但是只要治疗及时、选对治疗方案，大多数患者可以获得良好的治疗效果，有望恢复原来的眼部外观和功能。所以，当发现有此类疾病时，应积极到医院检查病情，进行有针对性的治疗。

（韦　敏）

⊙ 问题 35　儿童有可能患 IgG4 相关性眼眶病吗？

IgG4相关性疾病是一种近年来新命名的疾病种类，它是一大类疾病的总称，可以累及全身各个器官和组织。目前已知的IgG4相关性眼眶病主要有两种，一是泪腺良性淋巴上皮病变，二是IgG4相关性眼眶炎性假瘤。虽然这两种疾病的主要发病年龄是中老年，但儿童也有可能罹患该类疾病。

我们在临床上就曾接诊过一例11岁儿童患者，主诉：发现左眼睑红肿5年，体格检查：左泪腺区可触及明显质软肿物，2cm×2cm，活动度良好，边界不清，无触痛。眼眶MRI示左侧眼眶外上象限、肌锥外间隙可见条状软组织影，边界不清晰，向前延伸至眼睑下方，并累及外直肌，外直肌明显增粗；增强扫描，病变呈中等程度、不均匀强化。血清IgG4水平明显升高，为256mg/dl（正常值4~87mg/dl）。经患儿法定监护人同意后行左眼眶内肿物切除术。术后病理组织学检查显示病变为炎性假瘤。免疫组织化学检查诊断为 IgG4 相关性眼眶炎性假瘤，建议密切随诊、定期复查。这个病例提示我们，儿童可以罹患 IgG4 相关性眼眶病。

（李　静　张敬学）

◉ 问题 36　青光眼白内障与眼肿瘤有关系吗？

青光眼是指由于多种原因导致的眼内压升高，眼内外压力差增大而造成的视神经萎缩，视野缺失，视力丧失的疾病。而白内障是指各种原因引起的晶状体代谢紊乱，晶状体蛋白质变性而发生混浊。

当眼内肿瘤细胞进入前房阻塞房角，瘤体挤压周边虹膜，破坏了房角结构，或肿瘤引起眼内新生血管形成，房角血管化，房水引流出现障碍，导致眼内压升高，都可继发青光眼。而当眼内肿瘤压迫或侵及晶状体，继发葡萄膜炎等都会损伤晶状体代谢，而形成白内障。

在眼内肿瘤发展过程中，青光眼、白内障可能只是其疾病发展过程中的一个组成部分，在给予相应治疗的同时还应注意查明其原因；反之亦然。

（王霄娜　马建民）

◉ 问题 37　孩子摔了一跤眼肿了，医生却说孩子长肿瘤了，是真的吗？

隔壁张阿姨的孩子几天前玩耍时不小心摔了一跤，左眼皮肿了，本以为摔了一下没什么大碍，过几天就好了，可是等了十几天后，不仅眼肿没好，还一天比一天加重了。这下张阿姨着急了，赶紧带孩子到医院看病，听医生建议进行了 CT 和 MRI 检查，检查结果为左眼眶内占位性病变，医生说需要进行手术治疗。入院后孩子在全身麻醉下进行了左眼眶内肿物切除术，手术后病理组织学诊断：横纹肌肉瘤。可是为什么孩子摔了一下，反而长了肿瘤呢？让我们一起来了解一下横纹肌肉瘤吧。

横纹肌肉瘤发生的病因尚不明确。不少病例有外伤史，有可能是一种巧合或是一种诱因。近代分子生物学的研究提示，控制细胞生长和分化的基因表达及功能的改变是恶性肿瘤发生的主要原因。眼眶横纹肌肉瘤（orbital rhabdomyosarcoma，ORMS）起病急，进展迅速，主要临床表现为发展迅速的眼球突出及移位，早期即可出现眼球运动受限；部分病例可于眶缘触及肿块，结膜充血水肿较重，甚至脱出于睑裂之外。发生于眶上部者首发症状可为眼睑水肿及上睑下垂。随着肿物逐渐长大导致眼球受压，眼底检查可见视网膜和脉络膜皱褶、视盘水肿和视网膜静脉迂曲扩张。ORMS恶性程度高，发展快，进展期肿瘤很容易侵蚀眶骨壁，局部蔓延至鼻旁窦和鼻腔，甚至侵入颅腔。晚期可发生远处转移，主要通过血行转移到全身各器官，尤其是肺和颈部淋巴结，骨、肝等也可见；因眼眶内无淋巴管道，故淋巴转移途径罕见，但当病变侵犯到眼睑和结膜时，肿瘤细胞就可以通过眼睑和结膜的淋巴系统进行转移。

ORMS恶性程度高，预后差，故应引起医生和患儿家长的高度重视。对于婴幼儿持续加重的眼睑肿胀者应及时行影像学检查，以便及早发现肿瘤。

（韦　敏）

◉ 问题 38　眼眶横纹肌肉瘤是怎么回事儿？

患儿，10岁，左眼眼球突出逐渐加重，且一天比一天明显，此后左眼闭合不上，并且可以在左眼上睑的地方触摸到不能活动的肿块，家长领着患儿辗转多家医院就诊，做了眼眶MRI及CT检查，最终发现左眼眶内发生了肿瘤，接受了手术治疗，手术后经病理证实为横纹肌肉瘤。然后行化疗及放射治疗，现在每半年复查一次，病情稳定，没有复发。

眼眶横纹肌肉瘤是一种高度恶性的眼眶肿瘤，其发生的原因尚不明确。横纹肌肉瘤一般归类于肌源性肿瘤，一般认为此肿瘤可能是由未分化的多潜能细胞发展而来的，因此在没有骨骼肌的地方也可能发生横纹肌肉瘤。眼眶横纹肌肉瘤多见于 10 岁以下的儿童，平均年龄为 7~8 岁，是儿童时期最常见的眼眶恶性肿瘤，且恶性程度很高，若不能及时治疗，很快将引起患儿死亡。

（杨新吉）

问题 39　眼眶横纹肌肉瘤有哪些临床表现？

眼眶横纹肌肉瘤的临床表现主要有：

（1）眼球突出：横纹肌肉瘤可以发生在眼眶内的任何部位，多见于眶上部，眼球突出的速度较快，程度比较严重，眼球突出在 1 至 2 周内即可有明显加重，严重时眼睛不能闭上，造成严重的角膜溃疡，甚至导致眼内炎。当肿瘤内突然出现出血时，可以引起眼球突出急剧加重，可将眼球推出睑裂之外，引起明显的疼痛、视力下降或丧失。

（2）眶周肿物：部分患儿可以触及眼眶周围肿物，该肿物一般不能活动，中等硬度，可有轻度疼痛。在结膜下有些病例也可出现肿物，呈粉红色隆起，表面可见血管增多、扩张。

眼眶横纹肌肉瘤病情发展较快，根据肿瘤在眼眶内的部位，其症状体征发生的先后快慢亦不相同。早期可以出现眼睑及结膜水肿，随病情进展可以出现上睑下垂、眼球运动障碍、眼球固定、视力下降甚至完全丧失，当发生暴露性角膜炎时多有明显疼痛，患儿会出现哭闹不止。肿瘤生长可以蔓延到眼眶以外的部位，包括颅内、鼻窦、鼻腔、颌面部、头颈部淋巴结，严重者发生全身多脏器转移，出现相应症状，包括头痛、鼻出血、鼻塞、耳前下颌淋巴结肿大、咯血、腹部肿块、骨痛等全身症状。

（3）影像学检查：如果行眼眶 CT、MRI 扫描，可以显示眼眶内实性占位性病变，病变累及范围依据病情轻重不同而不同，可以有眶壁骨质的破坏。

医生将综合了解横纹肌肉瘤所波及的部位、大小，根据个体情况决定治疗方案。现有的研究显示，手术、放疗和化疗等治疗相结合的综合治疗，可以提高患儿的生存率。

横纹肌肉瘤是一种高度恶性的眼眶肿瘤，因此需要早期诊断早期治疗，部分患儿可以长期存活，但仍有相当部分的患儿最终因肿瘤复发或全身转移而死亡。

（杨新吉）

◉ 问题 40　颈动脉 - 海绵窦瘘是怎么回事儿？

颈动脉 - 海绵窦瘘是海绵窦内颈动脉因外伤或其他原因引起的破裂形成的瘘。因眼眶静脉回流是经眼上下静脉回流进入海绵窦，所以海绵窦压力增高时，血流逆流导致眼眶静脉扩张并动脉化，进而导致所有眼眶软组织充血。临床上常根据瘘的大小将病变分为高流瘘和低流瘘。一般来讲，高流瘘多是由于颈内动脉海绵窦瘘所致，而低流瘘多是由于硬脑膜海绵窦交通引起。

高流瘘的患者常有头部外伤史，伤后一段时间出现患侧眼球突出，眼红，患侧耳鸣。检查发现眼表血管迂曲怒张，结膜水肿，搏动性眼球突出，眼部听诊杂音，部分患者合并眼压增高。长期病变可引起眼底出血，视力丧失。眼部超声检查发现眼上静脉扩张，并可见搏动，压迫同侧颈动脉则搏动消失。彩色多普勒检查显示眼上静脉扩张并呈动脉频谱。CT 检查显示眼上静脉扩张和眼外肌增粗，还能发现是否伴随颅底、眶壁骨折。MRI 显示扩张的眼上静脉在 T1、T2 加权像均表现为低信号，海绵窦的 T1、T2 加权像表现为扩大的海绵窦区杂乱的低信号影。数字减影血管造影（DSA）是诊断颈动脉 - 海绵窦瘘的金指标。选择性动脉造影可显示动脉期海绵窦及眼上静脉显影，确定瘘口的位置和大小，为治疗提供依据。

低流瘘临床上多见于中老年妇女，检查有结膜及睫状充血，轻度的眼球突出和眼压增高，一般没有或是轻度的眼球搏动及杂音。低流瘘的超声检查表现为轻、中度的眼眶软组织充血，脂肪垫扩大，眼外肌增粗。影像学发现眼上静脉轻度扩张，这是与高流瘘的区别。最后确认需要行选择性动脉造影。

（杨新吉）

参考文献

1. 李静，马建民．特发性眼眶炎性假瘤病因及发病机制的研究进展．中华实验眼科杂志，2012，30（5）：471-475.
2. 张敬学，马建民．特发性眼眶炎性假瘤的诊断．中华实验眼科杂志，2013，31（3）：310-312.
3. 李静，马建民．特发性眼眶炎性假瘤的治疗进展．中华实验眼科杂志，2012，30（6）：571-576.
4. 李静，马建民．儿童免疫球蛋白 G4 相关性眼眶炎性假瘤 1 例．转化医学杂志，2014，3（4）：252-254.
5. Ge X, Huang DS, Shi JT, et al. Multidisciplinary collaborative therapy for 30 children with orbital rhabdomyosarcoma. Asian Pac J Cancer Pre, 2013, 14（8）: 4641-4646.
6. 马建民，李静．重视 IgG4 相关性眼眶疾病的研究．中华实验眼科杂志，2015，33（12）：1060-1063.
7. 王蕾，马建民．甲状腺相关眼病发病机制的研究进展．中华眼科杂志，2017，53（6）：474-480.

第二章
眼部肿瘤诊断篇

◉ **问题 1　眼肿瘤可以导致视力下降吗?**

　　眼肿瘤根据性质不同可以分为良性肿瘤和恶性肿瘤两大类。常见的良性眼肿瘤主要有血管瘤、视神经脑膜瘤、神经鞘瘤、眶内皮样囊肿等;恶性眼肿瘤主要有横纹肌肉瘤、脉络膜黑色素瘤、视网膜母细胞瘤、转移性肉瘤等。不论是良性眼肿瘤还是恶性眼肿瘤都可以导致视力下降的发生。原因主要有以下三种:①视神经自身发生肿瘤;②视神经周围组织发生肿瘤逐渐增大,继而对视神经产生机械性压迫作用;③眼内肿瘤继发青光眼和／或白内障等并发症,间接导致视力下降。视力下降既可以突然发生,也可以缓慢进展,这与眼部肿瘤的进展快慢有关。需要特别注意的是,有时视力下降是眼肿瘤症状中最容易误导医生和患者的。视力下降时,老年人可能认为是白内障所致,而青年人则认为是近视加重或视疲劳所致。所以及早确诊并接受正规治疗也就成为消除肿瘤保留视力的重要前提。

(马建民　王　蕾)

◉ **问题 2　哪些眼肿瘤眼眶病可以导致复视?**

　　复视产生的原理是一只眼睛的影像落在黄斑中心凹,而另一眼的影像却不落在黄斑中心凹上，于是形成两个影像。很多眼肿瘤眼眶病可以导致复视，常见的眼眶病主要包括：泪腺良性淋巴上皮病变、特发性眼眶炎性假瘤、甲状腺相关眼病等；常见的眼肿瘤主要包括：泪腺多形性腺瘤、泪腺腺样囊性癌、眼外肌恶性肿瘤、眼眶畸胎瘤、眼眶海绵状血管瘤、眼眶转移癌等。复视的原因很多，既可以是由于炎症、肿瘤压迫或浸润眼外肌及运动神经，导致眼外肌无力或麻痹所致，也可以是眼外肌本身的病变，比如肿瘤性病变、免疫性病变、血管神经性病变等。需要注意的是，复视分为单眼复视和双眼复视两种类型。不同的复视类型发生的原因可是不同的。单眼复视一般多见于眼球本身的病变，双眼复视一般多见于眼外肌受累性病变，导致双眼眼球运动不协调而引起的。

（李志强　马建民）

◉ 问题 3　眼部也会发生恶性肿瘤吗？

眼部的确可以发生恶性肿瘤。眼部恶性肿瘤是眼科医生最不想见到的疾病，因为它们不仅可以影响病人的视力，甚至会威胁病人的生命。眼部恶性肿瘤可分为眼内及眼外恶性肿瘤。眼内恶性肿瘤主要包括：视网膜母细胞瘤、脉络膜黑色素瘤、虹膜睫状体黑色素瘤及转移癌等。眼外恶性肿瘤主要包括：基底细胞癌、睑板腺癌、鳞状细胞癌、眼睑及结膜恶性黑色素瘤、淋巴瘤、横纹肌肉瘤、皮肤隆突性纤维肉瘤、肌上皮癌、泪腺多形性腺癌、脂肪肉瘤及转移癌等。

恶性程度高的肿瘤有视网膜母细胞瘤、脉络膜黑色素瘤、虹膜睫状体黑色素瘤、转移癌、眼睑及结膜恶性黑色素瘤、鳞状细胞癌、淋巴瘤及横纹肌肉瘤等，其中横纹肌肉瘤及黑色素瘤恶性程度更高。横纹肌肉瘤在几天或几周内就会引起眼睑肿胀、眼球突出、甚至视功能丧失；黑色素瘤则可能在数月内发生全身转移，死亡率高。早期发现早期处理是治疗恶性肿瘤最关键的因素。

（马建民　刘　骁）

◎ 问题 4　可能引起瞳孔区白色反光的疾病有哪些?

　　瞳孔区出现白色反光的现象，医学术语称之为白瞳症。在发达国家，白瞳症是眼内视网膜母细胞瘤（图 2-1）最常见的体征。在儿童眼病中，白瞳症还常见于先天性白内障（图 2-2），Coats 病，永存原始玻璃体增生症等。许多眼病均可以导致白瞳症，通常可以将导致白瞳症的疾病按照病

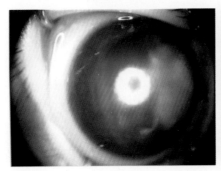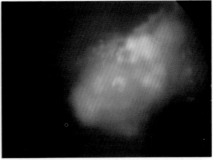

图 2-1　白瞳症
由视网膜母细胞瘤所致

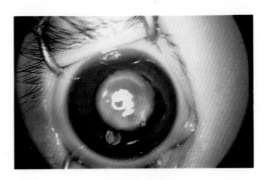

图 2-2　白瞳症
由先天性白内障所致

因进行分类。

第一类疾病为肿瘤：①视网膜母细胞瘤，②髓上皮瘤，③白血病，④合并性视网膜错构瘤，⑤星形细胞错构瘤。

第二类疾病为先天性发育异常：①永存原始玻璃体增生症（Persistent hyperplastic vitreous，PHPV），②后极部脉络膜缺损，③视网膜皱褶，④有髓神经纤维，⑤牵牛花综合征，⑥视网膜发育不良，⑦Norrie病，⑧色素失调症，⑨白内障。

第三类疾病为血管性疾病。①早产儿视网膜病变（Retinopathy of prematurity，ROP），②Coats病，③家族性渗出性玻璃体视网膜病变。

第四类疾病为炎症性疾病：①眼弓蛔虫病（Ocular toxocariasis），②先天性弓形体病，③先天性巨细胞病毒性视网膜炎，④单纯疱疹性视网膜炎，⑤其他类型胎儿视网膜脉络膜炎，⑥眼内炎。

第五类疾病为外伤性病变：①球内异物，②玻璃体积血，③外伤性视网膜脱离。

由于绝大多数白瞳症是由眼内疾病引起，并且这些疾病中包含了恶性肿瘤（RB、白血病等），以及炎症性疾病（病毒性视网膜炎、眼内炎等），这些都应早诊断、早治疗。所以，发现婴儿、儿童白瞳的情况，应尽早赴医院做眼科的相关检查，避免贻误病情。

（赵红姝）

◉ 问题5　婴儿瞳孔区发白就是白内障吗？

婴儿瞳孔区发白有多种眼病，以先天性白内障最多见，该病主要表现为瞳孔区发白，患儿视力低下。先天性白内障大约有1/3的病例有遗传因素，有的表现为不规则的隔代遗传；隐性遗传多与近亲婚配有关。孕期胎儿宫内病毒感染，尤其是近年来由于孕早期感染风疹病毒致白内障的高发病率已引起高度重视，发生在妊娠2个月内风疹感染所致的白内障发病率几乎可达 100%。营养不良及代谢障碍是儿童白内障的另一主要原因，如母体妊娠期糖尿病、甲亢、贫血、低钙、低维生素 A、晚期缺氧等，以及新生儿代谢紊乱如低血糖、甲状旁腺功能低、半乳糖血症等。一些理化因素也是病因之一，如出生后因各种危重疾病长时间吸入高压氧、接触射线等。白内障一旦发现要早期手术治疗，术后配镜及合理的弱视训练也非常重要。

其他可以引起瞳孔区发白的疾病还包括视网膜母细胞瘤、Coats 病、眼内炎等，这些病都可以表现为白瞳症，往往都以此为主诉而首诊。

（张文芳）

◉ 问题 6　视网膜母细胞瘤如何分期？

视网膜母细胞瘤是发生于眼内视网膜的恶性肿瘤，早期在眼内生长，随着病情的发展，肿瘤从眼内生长到眼外，表现为肿瘤向眶内生长，眼球突出，视神经增粗，以及通过血液或淋巴远处转移等情况。所以如果孩子患了视网膜母细胞瘤，首先要明确视网膜母细胞瘤是处于眼内期还是眼外期，其中，眼内期诊断标准采用"IIRC 国际眼内视网膜母细胞瘤分级标准"，其根据肿瘤的位置、大小、数量，是否伴有玻璃体及视网膜下的种植，视网膜下液及视网膜脱离的范围，以及新生血管性青光眼、眼内大量出血、前房肿瘤浸润等危险因素将眼内期视网膜母细胞瘤分成 A~E 五期，A 期风险最低，E 期风险最高。眼外期视网膜母细胞瘤可根据肿瘤局部浸润的情况、淋巴结转移情况及远处转移情况而采用 TNM 分级标准。

（袁洪锋）

◉ 问题 7　眼睑肿胀的原因有哪些？

导致眼睑发生肿胀的原因有多种，主要分为生理性和病理性两大类。

生理性眼睑肿胀一般是由于睡眠不足，睡前发生哭闹，或者睡眠时枕头过低引起，多可自然消退，对身体没有影响。病理性眼睑肿胀又可根据是否存在炎症分为炎症性眼睑肿胀和非炎症性眼睑肿胀两种情况。炎症性眼睑肿胀除了表现为眼睑水肿以外，还会表现为眼睑局部的红、肿、热、痛等症状。常见原因主要有：①眼睑的急性炎症，如麦粒肿、丹毒等；②眼睑周围急性炎症蔓延，如急性泪囊炎、急性泪小管炎等；③眼睑的外伤，如眼睑酸烧伤、锐器伤等。非炎症性眼睑肿胀一般没有局部的红、肿、热、痛等症状，仅表现为眼睑水肿。根据原发部位不同又可细分为系统性和局限性两类。系统性非炎症性眼睑肿胀常见原因主要有：①各种急、慢性肾病，如慢性肾小球肾炎、IgA 肾病等；②心脏病，如慢性心衰等；③甲状腺疾病，如甲状腺功能低下等；④贫血。局限性非炎症性眼睑肿胀常见原因主要有：①眼睑皮肤过敏，如化妆品、眼药水等；②眼眶非感染性病变，如特发性眼眶炎性假瘤、泪腺淋巴上皮病变等；③眼眶肿瘤，如黏膜相关淋巴组织淋巴瘤、横纹肌肉瘤等；④特发性眼睑水肿，如神经血管性眼睑水肿等。

（马建民）

◉ 问题8　眼皮突然红肿要考虑哪些可能？

美丽的南美红眼树蛙，一双大红色的眼睛给人一种惊艳的感觉。但是如果是人的眼皮突然肿胀发红就要小心了，严重的时候可是有可能危及生命的。

那么眼皮突然红肿需要考虑哪些眼科疾病呢？

眼皮红肿是指上下眼睑因各种原因引起组织水肿，体液渗入软组织内，局部皮肤发红的表现。从病因来讲，可包括感染性、外伤性、血管性、肿瘤性等几大类。

1. 感染性原因引起的眼皮红肿：包括感染性炎症和非特异性炎症。

（1）感染性炎症：指各种微生物感染引起的感染性炎症。常见病原菌有细菌、真菌及病毒。急性感染常引起局部组织的红肿热痛等急性炎症表现，慢性感染常引起肉芽肿性病变。累及眼眶不同部位可引起不同表现。

（2）非特异性炎症：引起眼皮红肿最常见的非特异性炎症是眼睑过敏性皮炎及湿疹性皮炎。过敏性皮炎是 I 型过敏反应，是由各种致敏性因素引起的眼睑软组织快速水肿伴有明显瘙痒，常合并有结膜水肿，致敏因素可有药物、食物、化妆品、眼镜框等。眼睑湿疹性皮炎为慢性过敏反应，临床表现为眼睑皮肤红肿，出现红斑，丘疹，水疱，可伴有瘙痒感，睑部皮肤粗糙肥厚，呈苔藓状。其次是眼眶炎性假瘤，主要有肿块型、泪腺型、弥漫型、肌炎型等类型。临床表现因病变累及范围、部位等不同而差别较大。

2. 外伤性原因引起的眼皮红肿，这主要是挫伤引起的眼睑肿胀、血肿或眶内血肿蔓延至眼睑皮肤所致。

3. 血管性原因常见于颈动脉 - 海绵窦瘘。颈动脉 - 海绵窦瘘是指颈内动脉海绵窦段的动脉壁或其分支发生破裂，以致与海绵窦之间形成异常的动静脉交通。临床表现为眼眶血管、视网膜血管发生怒张、软组织肿胀，可有搏动性眼球突出，眼眶血管杂音，眼球运动障碍，眼眶 MRI 检查发现眼上静脉增粗等表现，确诊需要 DSA 检查。

4. 引起眼皮红肿的肿瘤性原因主要包括血管源性肿瘤，泪腺来源肿瘤，肌源性肿瘤。

（1）血管源性肿瘤：常见的如眼睑的毛细血管瘤，表现为出生后出现的皮肤红点，或者红色斑块，颜色进行性加深，病变逐渐隆起，高出于皮肤，表面高低不平，也可表现颗粒状融合性病灶，形似"草莓"。

（2）泪腺来源肿瘤包括泪腺腺样囊性癌、泪腺淋巴瘤等。

（3）肌源性肿瘤主要为横纹肌肉瘤。横纹肌肉瘤是儿童时期最常见的眶内恶性肿瘤。多见于 10 岁以下的儿童，进展迅速。临床表现为发生和发展较快的眼睑红肿、眼球突出，有时类似蜂窝织炎。

一个看似简单的眼皮红肿，背后的原因却是各种各样。因此，对于身体的任何一个部位的病变都不能轻视，一旦发现病变要及时就诊。

（姚鹏翔　吴松一）

◉ **问题 9　老年人常见的眼睑恶性肿瘤有哪些?**

老年人大部分的眼睑肿瘤是良性的，如痣、黄色瘤、囊肿、肉芽肿、血管瘤等。小部分是恶性肿瘤，如基底细胞癌、鳞状细胞癌、皮脂腺癌、黑色素瘤、转移性肿瘤等。眼睑恶性肿瘤的成因不十分清楚。下面仅介绍几种常见的眼睑恶性肿瘤。

基底细胞癌是皮肤癌中较多见的一种，可能与长期曝晒日光有关，发病率占眼睑恶性肿瘤的 50% 左右，多见于老年人，病变由眼睑皮肤表面的基底细胞开始，也可从皮肤的附件如毛囊发生。多在下睑内眦处睑缘移行部，即皮肤与黏膜交界处。早期典型者呈小结节状隆起，中央有小窝，一般呈肉红色，有时含色素类似黑痣，肿物质地较硬，周围可有曲张的血管围绕。肿物一般生长缓慢、不痛、逐渐向四周扩展，经数周或数月后中央破溃形成浅在性溃疡，溃疡边缘不整齐如蚕蚀状，故又叫蚕蚀性溃疡。溃疡的特点是边缘高起，质硬，且向内卷，溃疡常附有痂皮，取之易出血，溃疡一般向平面发展，但也可向深部侵蚀，晚期病例可破坏眼睑、鼻背、面部、眼眶及眼球等组织而丧失视力。基底细胞癌发生远处转移少见，但如处理不当，可以迅速发展增大。临床易被误诊为鳞状细胞癌或黑色素瘤。

鳞状细胞癌也是发生于皮肤的一种恶性肿瘤。发病率约为眼睑恶性肿瘤的 8%。多见于 50 岁上老年人。男性多于女性。好发于眼睑皮肤结膜交界处，开始呈结节状，与基底细胞癌很相似，但角质丰富，随肿瘤的发展，可出现疼痛，特别是当肿瘤侵及眶上眶下神经时。鳞状细胞癌溃疡底部坚硬、充血、溃疡较深，高低不平，边缘高起，甚至外翻，有时呈火山口状。肿瘤向表面发展，可以很大，表面呈菜花状或乳头状，表面有破溃感染则有腥臭味。鳞状细胞癌恶性程度较基底细胞癌高，生长快，破坏范围广。一般易沿淋巴组织进行转移，如耳前及颌下淋巴结甚至全身。这是它与基底细胞癌的不同点。

睑板腺癌在我国占眼睑恶性肿瘤的第 2 位。好发于中老年妇女。最常起源于睑板腺和皮脂腺。上睑发病约占 2/3 病例。初起时为眼睑内坚韧的小结节，与霰粒肿相似，以后逐渐增大，睑板呈弥散性斑块状增厚，睑结膜面相对处呈黄色隆起，表现为菜花样团块，可很快形成溃疡。如起自皮脂腺，则在睑缘呈黄色小结节。早期睑板腺癌的表面皮肤常是正常的。临床上，初起病变常被误诊为霰粒肿，而按霰粒肿处理，因而易复发。本病恶性程度较高，耳前淋巴结可有转移。治疗以手术切除为主。

（张文芳）

◉ 问题 10　眼皮上长了疙瘩会是癌症吗？

经常有人在不经意间发现自己的眼皮上长了个疙瘩，是肿瘤吗？一提到肿瘤，常常会想到癌症。我会是癌症吗？这个可怕的念头往往会让人心神不宁、坐卧不安。

眼皮出现的肿块包括炎症、斑、痣、小的皮肤囊肿等等，大部分是良性的。常见的肿块有睑板腺囊肿（霰粒肿），是由于脂质分泌物潴留引起的，是一种无痛性的结节，逐渐长大。还有一种是睑缘霰粒肿，孩子常见，是睑缘的小而不透明的囊肿，由睫毛毛囊处的皮脂腺堵塞形成。这些肿块形成很快，约 1/3 在堵塞消除后可以自行消退。就像是堰塞湖，当流出的通道被堵塞后，湖水便淤积起来。一旦堵塞解除，淤积的湖水很快就会被排出。双眼对称出现的一般是黄色瘤，开始多出现于上睑的内上方，然后逐渐增大，可能和血清胆固醇水平升高有关。其他的还有一些如汗腺瘤，血管瘤等。

眼睑的恶性肿瘤（即为平常大家说的癌症）和良性的肿瘤比起来要少很多。最常见的是基底细胞癌，其次是睑板腺癌和鳞状细胞癌。它们一般没有特殊的感觉，摸起来比较硬，而且不断地长大，对周围的组织有侵袭性。对于可疑的眼睑肿瘤，第一次手术要尽量地切除彻底。虽然肿瘤的复发率是和肿瘤的恶性程度相关的，完全的切除可以降低复发和转移的几率。对于曾经切除过又长出来的肿瘤大家要更加小心，复发是恶性肿瘤的一种特征，再次切除一定要彻底，而且手术后要做病理检查，明确肿瘤的性质，以便手术后选择进一步的治疗方法。

（陈　伟）

◉ 问题 11　眼部肿物被切下来，需要做病理检查吗？

眼部可以发生肿物，往往需要手术将其切除，对于不能够确诊的肿物都需要进行病理检查。首先我们要了解，做病理检查的目的是什么，有时候单凭临床表现很难确定切下来的"东西"是好的（良性）还是坏的（交界性、恶性）的，就需要通过病理检查，也就是我们常说的"金标准"来对切下来的"东西"辨明正身。技术再高超、经验再丰富的医生亦不敢仅凭经验就能断言切下的是什么，只不过他的预测性相对于一般人准确些而已。我们常说，这就跟猜谜一样，不到揭晓的那一刻，谁也不知道它是什么，也正是由于这种未知性、不确定性，给"眼肿瘤"披上面纱，增加了"眼肿瘤"的神秘感。

病理检查能协助临床对病变作出诊断或为疾病诊断提供线索；了解病变性质、发展趋势，判断疾病的预后；验证及观察药物疗效，为临床用药提供参考依据。因此，我们建议，对眼睛上切下来的"东西"要做病理检查，尤其是眼球及眼部附属器的异常组织、结节或肿块，不典型的"麦粒肿"

或"霰粒肿",因视力丧失或伴疼痛摘除的眼球等,不要因一时的疏漏延误了疾病的诊治。

（高铁瑛）

◉ 问题 12 鼻部的恶性肿瘤会影响眼睛吗?

鼻咽癌是发生在鼻咽腔黏膜的恶性肿瘤,有明显的区域性,我国南方广东省患病率最高。病因不明,遗传、环境、EBV 感染等因素可能是其发病原因。

由于鼻咽腔深在,隐蔽,导致鼻咽癌局部症状不显著,多因蔓延邻近结构或淋巴转移后才表现出来。鼻咽癌因扩散方式不同引发不同部位的临床表现。①上行扩展:侵犯与眼相关颅神经,如视神经、动眼神经、滑车神经、展神经和三叉神经和眼眶,引起眼外肌麻痹、眼球突出、视力下降和眶区疼痛,侵犯颅底产生骨质破坏。②下行转移:单侧或双侧颈部淋巴结广泛转移,锁骨上淋巴结可受累。③上下行转移:肿瘤上行侵及颅神经、眼眶,下行淋巴转移。

鼻咽癌最多见的眼部表现是眼球运动障碍、复视,常首诊于眼科。若肿瘤侵入眼眶可出现眼球突出,侵犯眶尖部损害视神经可引起视力下降。颅底骨质破坏侵犯神经可引起头痛。咽喉疼痛不适、异物感为早期症状,肿瘤侵犯咽鼓管可引起耳鸣或听力下降,但均缺乏特异性。鼻咽癌诊断可以通过鼻咽 X 线检查,CT 检查发现病变大小和范围,确诊需要鼻咽部活检。放疗是鼻咽癌的首选治疗方案。残余病灶可手术切除。鼻咽癌易早期转移和复发,预后不良。

鼻咽癌由于早期缺乏典型的临床症状,隐匿性强。肿瘤侵袭性强,容易出现远处转移。当患者因眼球转动不灵活,双眼视物模糊、重影,眼球突出,视力下降等就诊于眼科时,必要时可行鼻咽部检查。对同时合并有颈部淋巴结肿大的患者,应高度怀疑鼻咽癌,积极通过影像学检查帮助诊断。

（周　清）

◉ 问题 13　低头后眼球突出可能是什么病？

低头后眼球突出可能是眼眶静脉曲张。眼眶静脉曲张是指眼眶静脉畸形性扩张，为较常见的一种先天性异常，即眼眶内先天存在一种异常静脉结构，在一定条件下和某种因素下，畸形静脉结构开放并扩大，形成典型的静脉曲张。

眼眶静脉曲张多在青少年时期发病，多为单眼受累，临床最典型的特征是间歇性眼球突出，眼球突出程度随体位改变而不同。病程较长的病例，站立时因重力关系，减少眶静脉淤血，因此眼球凹陷，其凹陷程度与眶静脉曲张的程度有关，静脉曲张越重，眶脂肪萎缩越明显，直立时眼球凹陷明显；静脉曲张轻，直立时眼球凹陷不明显或不凹陷。病人弯腰，头在胸部以下，颅内和海绵窦淤血，眶静脉回流受阻，海绵窦的血甚至可反流至眶静脉，使眶静脉扩张，眶压增高，导致眼球前突，眼胀及眼痛。严重病例除低头弯腰引起眼前突、胀痛外，晚上也因为眼胀不适而难以入睡。另外，压迫同侧颈内静脉，用力呼吸后闭气，负重物和咳嗽等引起胸部和腹部压力增高，使静脉血滞留在眶静脉内，引起眼球前突，眼胀痛，眼睑结膜充血、水肿。值得注意的是曲张的静脉结构异常，在静脉压增加的情况下易引起眶内自发性出血，表现为眼球急性前突，活动受限，甚至眼球固定，眶压高引起视力下降或丧失；眼睑青紫，肿胀，上睑下垂，球结膜充血水肿，重者突出于睑裂外。该病的治疗主要包括：避免埋头弯腰，睡觉时枕头要高，避免感冒咳嗽及剧烈的运动和情绪波动；严重者手术切除。

（杨新吉）

◎ 问题 14　眼球突出的常见原因有哪些?

　　眼球突出是指由于各种原因引起眼球向前移位，角膜顶点超过眶上缘。国人正常人眼球突出度一般在 12~14 毫米，双眼突出差值小于 2 毫米，若眼球突出度超过 16 毫米，双眼突出差值大于 2 毫米，可考虑为眼球突出。引起眼球突出的病因很多，若发现有眼球突出要积极查找病因，以得到有效的治疗，常见病因有以下几种:①炎症性突眼:多因局部，邻近组织及全身炎症所引起，如眶蜂窝组织炎、眼眶炎性假瘤等。表现除眼球突出外，局部还可以有红、肿、热、痛等炎症表现。②眶内肿物是眼球突出常见的原因之一;多为良性，发病缓慢，主要表现为眼球突出，视力正常或下降，常见有海绵状血管瘤、脑膜瘤、泪腺多形性腺瘤、神经鞘瘤等;恶性肿瘤有横纹肌肉瘤、淋巴瘤等。③血管性眼球突出多见于颈动脉 - 海绵窦漏、眶静脉曲张等。前者多见于外伤后，单眼或双眼球突出，扪之有搏动感，听诊可闻轰隆声，压迫颈内动脉，突眼及搏动可消失，故可称搏动性眼球突出，后者可为先天或后天性，在其低头或憋气时，而发生眼球突出、当头位正直或仰卧时，眼球可以复原，故称间歇性眼球突出。主要由于眶内静脉充盈淤滞所致。④眶骨畸形性突眼:由于各种原因导致眶骨畸形，使眼眶内容积变小而发生眼球突出，如眶壁骨性纤维增生症等。⑤外伤性眼球突出:由于眼部外伤造成眶内出血、眶内气肿、组织水肿所引起。⑥甲状腺性突眼多发生于女性，双眼，眼球中度突出，伴有睑裂增大，瞬目减少等，同时可伴有全身甲状腺机能异常的表现。⑦其他眼球突出:如眶内寄生虫性突眼等。⑧假性眼球突出，多见于高度近视，角膜葡萄肿、牛眼等，由于眼轴过长外观似眼球突出。眼球突出是一种病态，需要明确眼球突出的原因，针对病因进行治疗。

（马建民　李金茹）

◉ 问题 15　甲状腺相关眼病的国际活动性和严重性分期是怎样规定的?

1. 临床活动性评分（clinical activity score，CAS），见表 2-1

表 2-1　CAS 评分

症状和体征	序号	评分	表现
疼痛	1	1	最近 4 周眼球或球后疼痛或压迫感
	2	1	最近 4 周眼球运动时疼痛
红肿	3	1	眼睑充血
	4	1	结膜弥漫性充血（至少 1 个象限）
	5	1	眼睑肿胀
	6	1	球结膜水肿
	7	1	泪阜水肿
	8	1	1~3 个月内眼球突出度增加 2mm 以上
功能障碍	9	1	1~3 个月内眼球各方向运动度减少 5 度以上
	10	1	1~3 个月内矫正视力下降 1 行以上

评分标准共 10 项，每项计 1 分，共 10 分。CAS 评分≥4 分预测疾病处于活动期，但由于很多患者为初次就诊，眼球突出度的变化和功能障碍的检查往往没有前期指标对照，所以活动性评分往往只取前 7 个指标，≥3 分预测疾病处于活动期。

2. 美国甲状腺协会反映严重性的 NOSPECS 分级（表 2-2）

表 2-2　NOSPECS 分级

分级	定义	缩写第一英文字母
0	无体征或症状	（N　no signs or symptoms）
1	仅有体征	（O　only signs）
2	软组织受累	（S　soft-tissue involvement）
3	眼球前突	（P　Proptosis）
4	眼外肌受累	（E　Extraocular muscle involvement）
5	角膜受累	（C　Corneal involvement）
6	视力丧失	（S　Sight loss）

3. EUGOGO 严重程度分级

（1）轻度 TAO：指轻度眼睑退缩（<2mm）、轻度软组织损害、眼球突出程度不超过正常上限的 3mm、一过性或不存在复视以及使用润滑型眼药水有效缓解角膜暴露症状。

（2）中、重度 TAO：患者需具备以下至少一项表现：眼睑退缩≥2mm、中度或重度软组织损害、眼球突出超出正常上限至少 3mm 以及非持续性或持续性复视。

（3）极重度（威胁视力 TAO）：指甲功异常伴视神经病变（DON）和（或）伴角膜病变的甲状腺相关眼病（GO）患者。

（罗丽华　王　康）

◎ 问题 16　甲状腺相关眼病需要和哪些疾病相鉴别？

在诊断甲状腺相关眼病时，应该与以下几种疾病进行鉴别：①肌炎型炎性假瘤，②颈动脉 - 海绵窦瘘，③眼眶淋巴瘤，该病是眶内常见的恶性肿瘤，以老年人发病多见，单眼发病为主。④眼外肌转移癌，患者常有原发恶性肿瘤病史，特别是肾脏和肺脏肿瘤患者，但在原发肿瘤之前，常见的情况是因视力原因去看眼科医生。⑤其他：肉瘤、韦格纳肉芽肿性动脉炎、脑膜瘤、淀粉样变性、白血病和伴有其他血管胶原性疾病的眼眶病等。通过临床检查、影像学检查以及相应实验室检查基本可以做出初步诊断，必要时行病理组织学检查，以获得病理诊断依据，来最终明确诊断。

（王　康）

◎ 问题 17　眼球突出为啥还要去看内分泌科？

在眼科门诊经常遇到这样的眼球突出就诊者，表现为双眼或单眼眼球向前突出，眼皮肿胀，眼睑退缩，有时眼球运动受到限制并伴有视物重影等现象。对于这样的就医者,眼科医生不仅会问及其眼部表现外,还会习惯地询问是否有其他症状,如心慌烦躁、失眠焦虑等症状。经过相应的眼部影像学检查,如 CT 或 MRI 扫描,排除了感染、肿瘤、外伤等病变,就要建议就诊者去内分泌科会诊。这是为什么,我明明是来看眼睛的,你却让我去内分泌科?

很可能这位就诊者患有甲状腺相关眼病,又称为 Graves 眼病,一般来说,该病患者中约有 70% 患有甲状腺功能亢进,少部分(约 5%)属甲状腺功能低下,还有一些(约 25%)患者甲状腺功能正常,这其中部分病例经过一段时间观察,也会出现甲状腺功能亢进,剩余病例也可经多年、多次检查甲状腺功能却一直正常。这种疾病发病机制至今不明,但诸多迹象和研究表明,这是一种器官特异性自身免疫性疾病,并与多种致病因素有关。甲状腺相关眼病是较常见的涉及内分泌科和眼科共同性疾病,尽管有些患者首诊眼科,病变表现都在眼部,这时我们也需要请内分泌科医生会诊,然后在其保驾护航下完成眼部的系统性治疗。

(高铁瑛)

参考文献

1. Abramson DH, Frank CM, Susman M, et al. Presenting signs of retinoblastoma. J Pediatr. 1998, 132(3 Pt 1): 505-508.
2. Arun D. Singh, A. Linn Murphree, et al. Clinical Ophthalmic Oncology(2nd Ed). Retinoblastoma: Evaluation and Diagnosis. Springer-Verlag Berlin Heidelberg. Berlin. 2007: 1-11.
3. 马建民,王霄娜. 视网膜母细胞瘤诊疗中需要关注的问题. 中国小儿血液与肿瘤杂志.2015, 20(3): 118-120.

第三章
眼部肿瘤治疗篇

◉ **问题 1　用数据说说"高颜值"与眼部美学**

"爱美之心，人皆有之"。造物主对人类的厚爱与严苛，在"颜值"这一指标上可见一斑。在面部轮廓的框架结构上，符合"三庭五眼"，而正中垂直轴上又有"四高三低"，横轴上符合"丰"字审美准则，如果达到以上十几个基本指标，这张脸则可以称之为"高颜值"了。

1."三庭五眼"（图 3-1）

世界各国均认为"瓜子脸、鹅蛋脸"是最美的脸形，从标准脸形的美学标准来看，面部长度与宽度的比例为 1.618∶1，这也符合黄金分割比例。我国用"三庭""五眼"作为五官与脸形相搭配的美学标准。

三庭：在面部正中作一条垂直轴线，通过眉弓作一条水平线、通过鼻翼下缘作一条平行线；这样，两条平行线就将面部分成三个等分：从发际线到眉间连线；眉间到鼻翼下缘；鼻翼下缘到下巴尖，上中下恰好各占三分之一，谓之"三庭"。

五眼：是指将面部正面纵向分为五等分，以一个眼长为一等分，整个面部正面纵向分为五个眼之距离。眼角外侧到同侧发际边缘，刚好一个眼睛的长度，两个眼睛之间也是一个眼睛的长度，另一侧到发际边是一个眼睛

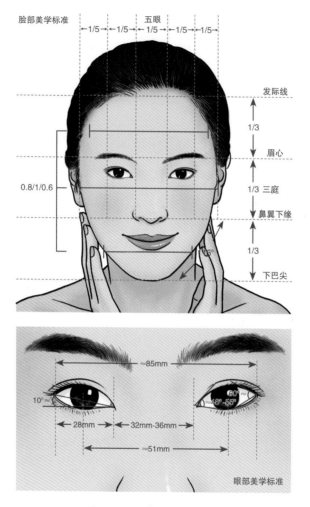

图 3-1　三庭五眼示意图

长度。这就是"五眼"。

2. "四高三低"

"四高"：第一高点，额部，第二个高点，鼻尖。第三高点，唇珠。第四高点，下巴尖。

"三低"：分别是两个眼睛之间，鼻额交界处必须是凹陷的；在唇珠的上方，人中沟是凹陷的，美女的人中沟都很深，人中脊明显；下唇的下方，有一个小小的凹陷，共三个凹陷。

"四高三低"在头侧面相上最明确。

3. 眼部美学

眼部美学不是单纯以睑裂大小和重睑有无作为标准，而是要有一定的美学基准。具体来讲就是眼球和睑裂的大小比例，睑裂的长度和高度，内外眦角的形态，眉毛的形态和间距，睫毛眼睛和面部器官之间的比例协调等。

除上述"三庭五眼"和"四高三低"的美学基准外，眼部美学相关的数据有：

①眉相关数值：上睑缘与眉弓间距，黄种人大于白种人，大约为20mm，眉头在内眦角上方稍偏内。②眼眶相关数值：眶口高度：34.9~47.9mm，眶口宽度35.5~39.8mm，两眼眶外侧缘距离平均为94.2mm，内侧缘距离平均为20.8mm，眶容积约27.4~29.2mm³。③眼睑相关数值：黄种成年人睑裂长约27~30mm，高约8~10mm。内眦间距与睑裂长度大致相同为美。双眼外眦间距为90~100mm，内眦角圆钝，外眦角锐利。内外眦角连线和水平线的夹角黄种人以10°左右为美。上睑皱襞的位置最高点位置从内眦计算应保持在5.5mm为美。④睫毛相关数值：上睑睫毛2~3排，100~150根，长约8~12mm，上睑睫毛角度为110°~130°，下睑睫毛50~80根，长约6~8mm，下睑睫毛倾斜度90°~120°。

（田彦杰　周吉超）

◉ 问题2 什么是眼眶？

眼眶是位于颅顶骨和颅面骨之间、鼻根两侧、左右各一的骨性眶腔，其形状近似梨形，底面朝前，呈方形开口，称眶缘；尖端朝后，称眶尖。眼球位于眼眶前部的中央，借眼外肌、筋膜及韧带的牵制，位置相对固定；受血管、神经支配，周围有丰富的脂肪，将这些结构围绕，起到保护的作用。

眼球的外上方为泪腺，是泪液分泌器官，分为睑部泪腺和眶部泪腺，正常情况下位于泪腺窝内，不易触及。眼眶的内下方、泪前、后嵴之间是泪囊窝，为泪囊所在之处，正常情况下也不可触及。与眼眶毗邻的结构上方为颅脑和额窦，下方为上颌窦，内侧为筛窦，外侧为颞凹。

（张　虹）

◉ 问题 3　浅谈可吸收缝线

外科缝线根据缝线的吸收性分为不可吸收缝线和可吸收缝线。不可吸收缝合线种类有棉、蚕丝、麻、聚酰胺、聚酯、聚丙烯及金属缝合线。可吸收缝合线有羊肠线、骨胶原缝合线、甲壳质缝合线、聚乙交酯－丙交酯共聚物缝合线、聚乳酸纤维缝合线、聚对二氧杂环己酮缝合线等。

可吸收缝线按照材质分类可分为天然材质和化学合成两类，两种材质因化学结构不同，降解方式也不同，天然材质可吸收缝线可通过酶解作用降解，化学合成缝线则通过水解作用降解。可降解材料在需精细手术操作的眼科、口腔科等科室的应用具有显著优势，在缝合伤口后，愈合效果好，且术中方便操作。

缝合线在外科手术中的主要意义是提供伤口愈合所需的张力，帮助伤口愈合。缝合线因为属性不同，可以提供不同的张力，且吸收速度也存在差异，因此需选择正确的缝合线针对不同组织和不同伤口进行缝合。一般来讲，在伤口愈合的前 5 天，由于伤口纤维胶原尚未形成，缝合线提供的张力是保证伤口愈合的重要外力，在伤口愈合的 5~14 天内，纤维胶原逐渐形成并提供张力，此时缝合线逐步起到辅助作用。在眼科手术中使用的缝合线尤其需要提供持久良好的张力才能保证伤口较好的愈合效果。

在多种可吸收缝合线中，聚乙交酯－丙交酯共聚物缝合线和聚乳酸缝合线的优势较为突出。聚乙交酯－丙交酯共聚物缝合线对人体无毒副作用，术后缝合线可快速吸收，无需拆线，并且在吸收后伤口的愈合效果较好。很多手术医师选择在表皮和黏膜表层手术中使用该种缝合线。聚乳酸缝合线是一种可被人体吸收，无需术后拆线的缝合线，可较好控制伤口的张力，提高其愈合质量。

以某公司可吸收缝线（聚糖乳酸 910）为例，其具有以下特点：①无抗原性，通过水解吸收，组织反应极小，有利于消除瘢痕增生；②在切口愈合的关键时期能够保持张力和强度（高于丝线），初始张力为丝线的 2 倍，在第 14 天的时候剩余 75% 的张力，在第 21 天时，剩余 50% 的张力；③吸收后消失，减少组织愈合后的异物残留。使用可吸收缝线，既避免了不可吸收线引起的炎性反应，减少了异物在组织内残留感染的机会，又省去了患者术后拆线的麻烦，减少了痛苦，缩短了治疗时间。

然而，可吸收缝线是否是"万能"的呢？黄杨利等对比了 10-0 尼龙缝线与 8-0 可吸收缝线在斜视手术中球结膜切口的使用情况，发现 8-0 可吸收缝线组在术后 1 周及 2 周时发生缝线吸收及切口豁开的发生率显著高于 10-0 尼龙缝线组；术后 1 月可吸收缝线组患者仍有部分患者有缝线残留，眼部刺激症状明显。王雅坤以及张青在其各自的研究中也有一致的观察结果。由此可见，可吸收缝线并不是万能的，它并不能替代不可吸收缝线在眼科手术中的使用。手术中选择缝线的类型不单要看缝线的特性，亦要结合使用的部位、患者年龄、随诊情况等多方面因素综合考虑。

（田彦杰　董栩然）

◉ 问题 4　医生建议我用激素，激素一般分几大类？

目前临床中医生建议使用的激素主要是指糖皮质激素。根据药物在人体内的作用时间分为短效（代表药物为可的松、氢化可的松），中效（代表药物为泼尼松、泼尼松龙、去甲泼尼龙、曲安西龙）和长效（代表药物为地塞米松）。由于激素对于炎症有非特异性的抑制作用，所以在具有免疫异常性眼眶疾病中，如 Graves 眼病、炎性假瘤等，往往应用激素来减轻眼眶疾病的炎症反应，有助于疾病的恢复和治疗。

（杨滨滨）

◉ 问题 5 听说激素副作用很大，怎么办？

合理规范使用激素一般情况下比较安全。但是鉴于激素存在副作用，当医生根据病情建议患者全身应用激素时，以下几种情况需要慎重考虑激素的应用：①对糖皮质激素类药物过敏；②严重精神病史；③癫痫；④活动性消化性溃疡；⑤新近胃肠吻合术后；⑥骨折；⑦创伤修复期；⑧单纯疱疹性角结膜炎及溃疡性角膜炎、角膜溃疡；⑨严重高血压；⑩严重糖尿病；⑪未能控制的感染（如水痘、真菌感染）；⑫活动性肺结核；⑬较严重的骨质疏松；⑭妊娠初期及产褥期；⑮寻常型银屑病。使用激素前，患者还应该告知医生近期应用药物的情况。一经开始使用，建议患者严格遵守医生已经制定的激素治疗方案，身体出现不适要及时与医生沟通，不得随意增减剂量或者停药，以避免疾病的反复和突然停药造成的反跳和停药症状。应用激素期间建议低钠、高钾、高蛋白饮食，补充钙剂和维生素 D，加服预防消化性溃疡及出血等不良反应的药物。如有感染应同时应用抗生素以防感染扩散及加重。

（杨滨滨）

◉ 问题 6 全身应用激素和局部应用激素该选哪个？

激素是治疗眼病常用的药物之一，大致使用方法包括眼局部应用和全身应用两种方式，具体采用哪种方法需要医师根据患者的病情而定。眼科局部应用激素包括眼药水、眼药膏以及局部注射用中长效激素（如地塞米松、曲安奈德等）。局部应用激素作用直接，快速，局部浓度高，全身副作用相对较小；所以在眼科炎症性疾病和眼科手术后往往给予局部激素治疗。

如果眼部非特异性炎症较重或者眼部炎症为全身免疫异常因素导致，此时往往采用全身给药的方法。

（杨滨滨）

◉ 问题 7 不是肿瘤为啥也用免疫抑制剂？

免疫抑制剂可以抑制机体免疫排斥反应的发生，主要应用于自身免疫性疾病的治疗。其实激素就是一类免疫抑制剂，我们这里谈论的免疫抑制剂多指抗代谢类药物、烷化剂等，当患者身体状况不能耐受大剂量激素或者疾病反复发作对激素产生耐受时，或者为减少激素使用剂量，应用此类药物如环磷酰胺，甲氨蝶呤等。在应用免疫抑制剂药物期间需要定期检测肝肾功能及血液系统的指标，另外，如出现发热或身体某部位感染、不适等症状需要及时就医。

（杨滨滨）

◉ 问题 8 点眼药水也能治疗眼表肿瘤吗？

眼表肿瘤多采用手术治疗，鉴于目前化疗方案的不断优化，对于一些肿瘤局部化学治疗能成功地缩小或控制眼部肿瘤的生长，同时避免严重并发症的发生，甚至个别情况可以替代以往的放射治疗和全身化疗。抗肿瘤药物全身应用副作用大，局部治疗包括局部点眼、前房内注射、角膜基质内注射、玻璃体腔注射等方式，除局部点眼外，其余这些方式均为有创性的操作。

丝裂霉素 C（mitomycin C，MMC）是近 30 余年来眼科应用较多的一种抗代谢药物，此药物由从头状链霉菌培养液中分离提取出来，可通过形成细胞 DNA 双螺旋间的交联而抑制增殖期 DNA 的复制并能抑制 RNA 依赖性 DNA 的合成，从而有效抑制成纤维细胞的增生，最终达到治疗眼表肿瘤的目的。目前丝裂霉素 C 主要用于治疗角膜上皮内上皮瘤和角结膜鳞状细胞癌。治疗方案一般给予患眼滴用 0.04% 丝裂霉素 C 滴眼液，1 天 4 次，一次 1 滴，连用 7 天作为一个疗程。对于顽固性病变可以重复治疗，每两个疗程之间需间隔一周。治疗开始后的第一周需要每周复查 1 次排除药物不良反应。治疗结束后则需要每 2 个月复查 1 次排除肿瘤复发。值得注意的是，丝裂霉素 C 在水溶液中不稳定，最好于配制后 1 周内使用。局部应用丝裂霉素 C 溶液可出现眼痛、畏光、流泪及异物感等不适症状，并可出现以下药物毒副作用：结膜充血、结膜伤口愈合延迟或伤口裂开、结膜肉芽肿、浅层点状角膜炎、巩膜无血管、巩膜变薄、前房反应性积脓、眼压升高等。上述并发症一般较为轻微，通过对症治疗后一般可恢复正常。连续 10 天以上点眼的病例有可能出现较为严重的并发症，包括角膜融解穿孔、巩膜溃疡坏死、继发性青光眼、角膜水肿、瞳孔异位、虹膜炎、白内障、巩膜钙化等。其中角膜融解穿孔和巩膜溃疡坏死最为多见。并发症发生时间可在数月之后，临床上需定期复诊以免发生不可挽回的后果。因此，一旦应用丝裂霉素 C 滴眼一定采用间歇性疗法，即每两个疗程之间需间隔一周，有助于减少药物毒副作用的发生。

重组人干扰素 α1b 滴眼液作为一种具有免疫调节功能的抗病毒眼药水，可用于结膜乳头瘤的治疗。结膜乳头瘤是一种常见的发生于结膜的复层鳞状上皮细胞的良性肿瘤，与乳头状瘤病毒感染有关。常发生于睑缘、泪阜和角膜缘等部位，瘤体色鲜红，多呈肉样或乳头状突出于结膜表面，可分为有蒂型和无蒂型两种病变，有蒂型基底狭窄，无蒂型基底宽大。结膜乳头状瘤虽属良性瘤，可以行手术切除，但术后易复发，术后应用干扰素滴眼液可以降低或防止其复发。

尽管目前抗肿瘤药物不断优化，一些种类滴眼液局部应用也给一些眼表肿瘤的治疗带来希望。但是目前有关这些滴眼液治疗眼表肿瘤的前瞻性研究及长期随访资料较少，故其远期疗效有待进一步观察研究。

（董 诺）

◉ 问题 9　冷冻术可用于治疗眼表肿瘤吗?

　　冷冻疗法又称低温疗法,主要用能迅速产生超低温的机器,在病变部位降温,使病变组织变性、坏死或脱落,以达到治疗肿瘤的目的。冷冻疗法用于治疗皮肤表面肿瘤等疾病已有数十年的历史,也是目前各大医院皮肤、头颈、五官、宫颈等浅表或易于直接接触部位的肿瘤常见的治疗手段。

　　冷冻治疗眼表肿瘤最显著特点是能在特定区域内快速达到低温,造成一个界限明确、范围可预测的冷冻坏死区,消除肿瘤细胞,有助于防止恶性肿瘤如眼表鳞状细胞癌的复发。另外,冷冻还可能产生免疫样作用来杀死肿瘤细胞。

　　由于冷冻治疗的操作比较安全,简便而无疼痛,禁忌证少,无出血或很少出血;冷冻后组织反应较轻,修复快,疤痕愈合良好,疮面无须植皮,很少遗留功能障碍。即使靠近肿瘤区的大血管和神经被冷冻,解冻后大血管常可以复通而不破裂,大多无永久性神经麻痹。

　　冷冻治疗技术还需进一步完善,其对肿瘤的治疗仅是局部的,而不是区域性的消灭肿瘤,且对一些类型恶性肿瘤的破坏能力也尚存争论。

(董　诺　武靖雯)

◉ 问题 10　视网膜母细胞瘤常见的治疗方式有哪几种?

　　为了提高视网膜母细胞瘤(RB)治疗的有效性,目前一般采用综合技术手段对其进行治疗。常用的技术手段包括:①激光光凝;②冷冻疗法;③眼球摘除;④放射治疗;⑤化学治疗。其中,化学治疗是现代最重要治疗RB的手段,通过全身或局部应用化疗药物促使肿瘤体积减小甚至消失,可以联合使用上述局部治疗技术,以便提高RB治疗的有效性。

(袁洪锋)

◉ **问题 11　视网膜母细胞瘤不同化疗方式的优缺点是什么？**

化学药物治疗简称化疗，通过使用化学治疗药物杀灭肿瘤细胞达到治疗目的。化疗是目前治疗恶性肿瘤最有效的手段之一，与手术、放疗一起并称恶性肿瘤的三大治疗手段。化疗分为全身化疗和局部化疗，后者又分为经眼动脉灌注化疗及玻璃体腔注射化疗。

全身化疗又称系统化疗，通过静脉给药，化疗药物会随着血液循环到达眼内肿瘤组织，但化疗药物也会随血液循环到达全身的其他组织及脏器，因此，为了达到眼内肿瘤组织的有效药物浓度，全身化疗的药物剂量往往很大，全身副作用相对较重，但对一些有潜在转移病灶及已经转移的肿瘤，全身化疗是唯一有效的治疗方式。

经眼动脉灌注化疗：通过股动脉插管介入的方法，将化疗药物直接注射到眼动脉，到达眼球内的药物浓度明显比通过静脉给药的浓度高，能够有效控制肿瘤生长，而且分布到外周血液和组织中的药物浓度几乎可以忽略不计，从而降低全身毒副反应。但也会产生局部并发症，包括眼睑结膜水肿、眼部红斑、眼睑下垂、眼球活动障碍及眼球萎缩等，且为有创操作，费用昂贵。且只对眼内肿瘤有效，对于潜在的转移病灶和已经发生临床转移的肿瘤无效。

玻璃体腔注射化疗：对于玻璃体腔种植的视网膜母细胞瘤，全身化疗及眼动脉化疗的效果都不好，原因就是化疗药物难以在玻璃体内达到有效浓度。因此，直接在玻璃体腔内注射化疗药物对于 RB 伴玻璃体腔种植具有良好的疗效，且副作用较小，但对于视网膜上原发肿瘤的疗效还有待进一步的验证。

（袁洪锋）

⊙ 问题 12 视网膜母细胞瘤化疗有哪些副作用？

全身化疗常见副作用有以下几个方面：①胃肠道反应：常见的有食欲减退、恶心、呕吐、腹泻，偶有腹痛，便秘；②骨髓抑制：可使血小板、血红蛋白、白细胞减少，一般发生在用药后的 14~21 日，停药后 3~4 周可恢复；③耳毒性：首先发生高频率的听觉丧失，耳鸣偶见；④神经系统毒性：主要引起外周神经症状，如手指、神经毒性等，与累积量有关；足趾麻木、腱反射迟钝或消失，外周神经炎；腹痛、便秘，麻痹性肠梗阻偶见；运动神经、感觉神经和脑神经也可受到破坏，并产生相应症状；⑤过敏反应：皮疹或瘙痒，偶见喘鸣，发生于使用后几分钟之内；⑥其他：脱发、发热，心电图异常，低血压，静脉炎等。

动脉介入化疗的副作用明显比全身化疗的小，但也存在眼睑、结膜水肿，睫毛脱落，眼部红斑，眼睑下垂，眼球活动障碍，玻璃体积血，眼球萎缩等副作用。

（袁洪锋）

⊙ 问题 13 患视网膜母细胞瘤的眼球需要摘除吗？

随着人们对视觉功能、面部外观及生活质量的重视，手术摘除患眼治疗视网膜母细胞瘤的传统治疗方法已受到挑战。目前的治疗已不单纯局限于仅以保护患儿的生命为唯一目标，更重要的是立足于提高患儿的生存质量。视网膜母细胞瘤的早期诊断、早期治疗、保留眼球和有用视力，已成为视网膜母细胞瘤治疗新的目标。光凝、冷冻、经瞳孔温热治疗等局部治疗方法逐渐受到重视，化疗联合局部治疗成为趋势。通过综合治疗，在提升患儿生存率基础上，尽可能提高视网膜母细胞瘤患儿眼球及视功能的保存率，改善患儿生活质量。但是，视网膜母细胞瘤的治疗原则首先是保生命，其次是保眼球，再次是保视力。因此，生命是第一位的，在充分考虑肿瘤对生命影响的风险后，再采取相应的治疗方式。对于一些病情严重、其他治疗方法效果不佳的视网膜母细胞瘤患儿，眼球摘除还是一种理想的手术方式。

（袁洪锋）

◉ 问题 14　视网膜母细胞瘤眼球摘除后为何要安装眼台？

实验研究和临床实践证明，儿童期眼球摘除后眼眶由于缺乏眼球的刺激，往往会导致患儿摘除侧眼眶发育迟缓，双侧面部发育不对称，影响患者日后的心理和外观。成人眼球摘除后安装眼台主要目的是美容；但是儿童眼球摘除后安装眼台不仅仅考虑其外观美容问题，还要考虑其对儿童眼眶发育的促进作用。目前对于行眼球摘除的视网膜母细胞瘤患儿，只要肿瘤局限于眼球内，没有向眼球外转移者，建议眼球摘除同时联合一期眼台植入手术。手术后这不仅通过眼台植入可以有效刺激眼眶发育，同时也可避免二期植入眼台的损伤及降低治疗费用。另外，即使以后行二期眼台植入，由于眼球摘除后眶内组织结构受到手术破坏，增加了眼台植入难度，也使得手术后并发症增多。因此，笔者认为在无明确 RB 眼外浸润证据时，眼球摘除联合一期眼台植入是一种理想的手术选择。

（马建民　袁洪峰）

◉ 问题 15　视网膜母细胞瘤眼球摘除后立刻安装眼台有年龄限制吗？

对于保守治疗无效的视网膜母细胞瘤患者，眼球摘除联合眼台植入是一种理想的治疗方法。曾经有人担心视网膜母细胞瘤患儿眼球摘除后立即植入眼台可能会影响手术后眶内病情观察和增加手术并发症的发生。目前实际情况究竟如何呢？随着医学影像学检查技术的发展，手术后通过 CT 或 MRI 扫描，可以更好的观察到眶内组织改变等情况，包括一些用手触摸不到的眶内深处的病变，也可以观察和发现眶内肿瘤转移和视神经侵犯等情况。有些学者担心婴儿期眼球摘除联合一期眼台植入，会增加手术并发症的发生几率，笔者通过对 300 余例视网膜母细胞瘤患儿眼球摘除联合一期眼台植入者进行长期观察，包括一组出生后仅 2 月大小的视网膜母细胞瘤患儿，目前并未发现明显的手术相关并发症的发生。笔者认为只要手术操作到位、眼台大小选择合适、眼台放置位置正确、合理使用异体巩膜以及结膜切口缝合规范等，手术成功率和安全系数很高，且手术后并发症非常少见。我们的临床实践说明眼球摘除后可以同时行一期眼台植入手术，手术一般不受患儿年龄的限制。

（马建民　史季桐）

◉ 问题 16　哪些眼肿瘤需要做眼球摘除手术？

对一些病变严重、各种保存眼球治疗效果欠佳的患眼以及患眼本身病变可以危及病人生命者，眼球摘除是一种理想的治疗方式。眼肿瘤就是眼球摘除主要的适应证之一。

临床常见的眼肿瘤主要包括视网膜母细胞瘤，黑色素瘤，转移癌，眼内淋巴瘤，眼内畸胎瘤，黑色素细胞瘤等。对于眼肿瘤病人，尤其考虑为恶性肿瘤患者，局部治疗、放化疗等不能控制病情者；诊断不明体积较大视功能几近丧失保眼治疗无望的眼内占位性病变；虽为良性肿瘤但严重破坏眼球结构，保守治疗效果欠佳，影响外观及颜面部发育者；引起继发性青光眼疼痛剧烈者；眼球严重萎缩，有碍美容者，常考虑行眼球摘术。

（葛　心　马建民）

◉ 问题 17　眼睛里长了肿瘤一定会摘眼球吗？

眼球是一个特殊的感觉器官。首先它是相对密闭的，最外面是角膜和巩膜，巩膜俗称"眼白"，为致密胶原纤维结构，不透明、质地坚韧。第

二、眼球内填充的是玻璃体和房水，玻璃体像胶冻一样不成形，房水像皮球里打的气一样维持的眼睛里压力的稳定。第三、眼睛的很多组织是独一无二的，其他部位没有相同的组织可以替代，如角膜、巩膜、视网膜等等，一旦损伤或缺失，只能做移植修补。

　　传统上眼球内长了肿瘤，如果不能阻止肿瘤生长而且考虑到肿瘤会逐渐长到眼球外，发生转移甚至危及生命，一般是会建议摘除眼球的。现在，随着对眼球内各种肿瘤的病理生理学认识不断深入，眼科治疗技术的提高，眼肿瘤治疗方法也发生了巨大变化，而不仅仅只有眼球摘除这一个选择。定期观察，光凝治疗、放射治疗（如巩膜表面敷贴放疗，电荷粒子束放疗，伽玛刀治疗等）、局部切除、化学治疗等方法正逐渐成为可以选择的技术手段，通过上述综合治疗，有时可以实现保留眼球的愿望。但是对于一些体积较大的肿瘤或者恶性程度较高的肿瘤，眼球摘除仍然是治疗的主要方式。

（陈　伟）

◉ 问题 18　切除肿瘤的手术，为什么会把晶状体切掉？

　　晶状体为一个双凸面透明组织，像一个凸透镜被悬韧带固定悬挂在虹膜之后玻璃体之前。晶状体表面是晶状体囊，是一透明薄膜，完整地包围在晶状体外面。晶状体内没有血管，它所需的营养来自房水，如果房水的代谢出了问题，或晶状体囊受损时，晶状体因缺乏营养而发生混浊，原本透明的晶状体就成为乳白色，而变得不透明，最终影响视力，这就是白内障。

　　眼内肿瘤，特别是位置比较靠前的肿瘤，在生长到一定程度时经常会侵犯到固定悬韧带的睫状体，有些甚至直接侵犯晶状体本身，造成晶状体的移位、偏斜，有些会造成晶状体局部混浊，这时病人的视力会明显下降，有些患者在诊断白内障时，才得以发现眼球内长了肿瘤。在施行眼肿瘤局部切除的手术中，往往需要切除被肿瘤侵犯的部分睫状体，从而损伤这个部位附着的悬韧带，导致晶状体发生偏斜、脱位。这种情况下手术中就需要将晶状体一起切除，以改善病人术后的视力，减少晶状体脱入玻璃体腔的危险。另外一部分已经发生白内障的患者，手术时会干扰影响手术视野的清晰度，降低手术安全性，这种情况下手术中也需要切除晶状体；切除晶状体后也有利于手术后观察眼底的情况，以便及时进行进一步的检查治疗。

（陈　伟）

👁 问题 19　得了针眼用治疗吗？

有人说"针眼"不用治，等长出"白头"把白头一挤，脓流出来就好了。这样能行吗？得了"针眼"用去医院治疗吗？还是让我们先来了解一下什么是"针眼"吧。

"针眼"又称麦粒肿，是常见的睑板腺体的细菌感染。患处有红肿热痛等急性炎症的表现。根据受累的部位不同分为外麦粒肿和内麦粒肿。外麦粒肿是睫毛毛囊所属的皮脂腺受感染。初起时痒感逐渐加剧，眼睑水肿、充血，有胀痛和压痛，在近睑缘处可触到硬结。发生在外眦部者疼痛特别显著，外侧球结膜水肿，耳前淋巴结肿大并有压痛。数日后硬结逐渐软化，在睫毛根部有黄色脓头，积脓一经穿破皮肤，向外排出，红肿迅速消退，疼痛亦随之减轻。内麦粒肿为睑板腺急性化脓性炎症。因睑板腺被牢固的睑板组织包围，病变较深，故眼睑红肿不很明显。腺体化脓后在充血的结膜面可隐见灰黄色的脓头，多突破睑板和结膜的屏障，而流入结膜囊，也有的从睑板腺开口处排出，个别的可穿破皮肤。脓液排出后，红肿即消退。

当脓肿尚未形成时不宜切开，更不宜挤压排脓。因为眼睑血管丰富，眼的静脉与眶内静脉和面静脉相通，又与颅内海绵窦相通，而且眼的静脉缺乏静脉瓣，挤压脓肿时由于血液向各方面回流，造成炎症扩散，引起严重的合并症，如眼眶蜂窝织炎、海绵窦栓塞及败血症，从而危及生命，应该引起重视。

所以，当得了"针眼"，不要轻视这种疾病，尤其当病情较为严重时，还是应尽快找眼科医生及时就诊，以免贻误病情。

（韦　敏）

◉ 问题 20　皮样瘤该怎么治疗呢？

孩子的眼睛是秋日里山涧的一泓清泉，以清纯澄明的波影映照着世间的一草一木；孩子的眼睛是夏日雨后湛蓝的天空，以澄清和纯真倒映着万花筒般的世界。每一个孩子都是堕入人间的天使，当您沉浸在上天赐给您一个天使的喜悦中时，却突然发现孩子的黑眼珠上长了小包块，是否如遭雷击？医学上这种小包块叫角膜皮样瘤，需要及时就医。

角膜皮样瘤是出生后即可发现角膜缘的异常新生物，是一种先天性迷芽瘤。多位于颞下方角膜缘处，一般为光滑或凹凸不平的实性肿物，色白、黄或粉红，表面可有毛发，小者仅数毫米扁平状，大者可侵及大部分眼球表面，单眼或双眼患病，同一只眼可有 1 个以上肿物，间或有较多的血管侵入。角巩膜缘常为皮样瘤的中心，皮样瘤一部分在角膜上，另一部分在巩膜表面。皮样瘤可造成角膜散光、视力下降、弱视等，一般不会发生恶变。

治疗的原则是应尽早手术切除。①如果病变很小，外观不明显且患眼视力正常时，可门诊随访（建议每 3 个月至半年门诊随访一次），一般待患儿能够接受全身麻醉时可行手术治疗。②若病变生长较快，影响外观，有刺激性或继发性散光时，应考虑及时手术切除。③手术方式取决于病变大小与角膜受累程度等因素。a. 若瘤体在角膜缘部分很小，仅侵犯角膜内 2mm 左右，可以单纯切除，虽然留有轻微的角膜混浊，但不会影响美容。b. 病变范围大者常需在切除肿物后行角膜移植。c. 肿瘤侵及穹窿部或外眦部时，有可能会累及泪腺、提上睑肌或眼外肌，手术操作时应保护。④由于患眼多同时伴有角膜源性散光与弱视，故应积极矫正。⑤该病手术治疗一般疗效较好，但角膜可以留有瘢痕，瘢痕程度因人而异。

孩子是家庭的希望，是国家的未来，每一个新生命的诞生，都承载着千千万万份祝福。愿每一个孩子都有一双明亮、澄澈的眼睛，来欣赏这世间的一切美好。

（张　琪）

◉ 问题 21　漫谈莫氏（Mohs）手术技术

设想一下，如果有一天，您的颜面部出现了这样的病变，您会是怎样的心理体验？"天哪！好可怕！好难看！这不会是癌吧？可以切掉吗？会不会留疤？……"如果您跟我的反应一样，您可能需要了解一下莫氏（Mohs）手术技术。尽可能多地去除病变组织，又要尽可能多地保留正常组织，这样的"悖论"是手术医生经常面临的境地。拜莫氏（Mohs）手术技术所赐，这样的境地终于不是那么尴尬了。

莫氏（Mohs）手术技术是由 Wisconsin 大学的 Frederic Mohs 博士（1910—2002）描述的一种首先应用于皮肤科的技术。目的是去除所有的肿瘤，同时尽可能保留正常的组织。最初他利用固定的组织，到 1960 年开始使用新鲜冰冻组织。冰冻组织技术最初应用于眼睑基底细胞癌。莫氏（Mohs）手术中，首先切除肉眼可见的肿瘤，接下来，在显微镜下检查肿瘤边缘的薄的水平切片。任何微小的瘤"根"都会映射到原来的组织中，并重新切除，所以是兼顾美容和治疗的最佳选择。该过程需要重复直至没有肿瘤。

显然，Mohs 手术的优势在于：①皮肤肿瘤的高治愈率，②避免无谓地扩大手术创面。因此该手术技术不仅已经在欧美发达地区成为切除皮肤肿瘤的常规手段，而且被公认为皮肤外科学发展的里程碑。但是事物都有两面性，没有一种手术技术是万能的。莫氏（Mohs）手术技术的缺点也在于"重复"：切除、检测、再切除、再检测，直至肿瘤切净，因此操作繁琐，患者等待时间较长。此外该手术技术需要手术医生、护士、病理科医师的密切配合，需要冰冻切片机等较贵重的设备，故而手术经济成本比一般手术高。

莫氏（Mohs）手术技术是通过检测肿瘤标本外缘来判断肿瘤是否切净，因此该方法适用于单一灶性连续性生长的皮肤恶性肿瘤，如基底细胞癌、鳞状细胞癌等。换言之，如果某种肿瘤具有高度转移性、或者具有跳跃性生长的性质，那么严格控制手术范围，对于该种疾病的意义便会大打折扣。因此，莫氏（Mohs）手术技术主要适应证如下：头面部恶性皮肤肿瘤，躯干四肢直径 >2cm 的皮肤恶性肿瘤，高复发风险部位的皮肤恶性肿瘤，临床界限不清的肿瘤，复发性恶性皮肤肿瘤，继发恶性皮肤肿瘤，肿瘤具有侵袭性组织学形态等。

（田彦杰　周吉超）

◉ 问题 22　眼睑基底细胞癌在临床中怎样诊治？

眼睑基底细胞癌根据其临床表现做出诊断并不困难，但明确诊断则需要病理组织学依据。对于基底细胞癌的治疗，主要是早期进行彻底切除，一般切除范围要足够大。鉴于癌细胞向周围组织浸润，一般会超出临床所示范围，故多采用 Mohs 显微手术切除术切除肿瘤，该术式可以确定肿瘤是否完全切除，同时防止复发。基底细胞癌对放射治疗敏感，如肿物个体较大，不能完全切除，或复发的患者，可行放射治疗。但眼部的放射治疗容易出现眼部并发症，如放射性角膜炎、放射性白内障、放射性视网膜和视神经病变等，所以放射治疗一定要做好防护，以及控制好适当的放射剂量。

（张文芳　王海彬）

◉ 问题 23　基底细胞癌手术后应该注意什么？

基底细胞癌手术后患者应该注意的主要事项包括：①患者术后应该有一个良好的心态，不要畏惧疾病，要有乐观、积极、坚强战胜疾病的信心。

动静结合，特别是一些太极拳等体育项目，能够调动生活的积极性，调整身体状态，提高人体免疫力，对术后的恢复，预防肿瘤的复发有很大作用。②患有基底细胞癌的患者术后尽量注意皮肤的保护，不要被过量日光照射。③基底细胞癌患者术后尽量少吃辛辣、刺激性食物，不要吃易致敏的食物，如虾、蟹、雪菜等。④手术后注意手术周边区域的变化，一旦有硬结样改变，要及时到正规医院及时就诊。

（王海彬）

◉ 问题 24　要手术了，我该做什么准备？

眼睛得了肿瘤，一般需要手术治疗。在决定手术之前患者要对自身病情有一个充分的了解，与手术医生进行病情沟通是十分必要的，术前需要签订手术的知情同意书。保持患者自身情绪上的稳定对手术后恢复非常重要。建议戒烟戒酒，保持良好的作息规律。饮食通常不作特殊限制，全麻手术患者手术前 8 小时需要禁食，术前 6 小时需要禁饮水。术前 1 日建议洗澡，眼眶手术患者根据情况会进行睫毛剪除或眉毛刮除完成手术前备皮准备，手术前眼部要进行泪道和结膜囊的冲洗，保证术区清洁。如果存在活动性炎症如急性结膜炎、泪囊炎等手术需要暂停，待炎症控制后再进行手术。为预防感染发生，部分患者术前 24 小时或 48 小时给予预防性抗生素治疗。预计出血较多者手术前还要进行血型检查，预备血浆或全血。

（杨滨滨）

◉ 问题 25　眼眶肿瘤的手术怎么做？

小赵近几月发现左眼球逐渐突出，去医院检查，发现左眶内有一肿瘤，需要手术治疗，她很担心术后是不是会影响外观，想问眼眶内肿瘤怎么做？

眼眶肿瘤多种多样，手术入路的选择主要是根据病变的位置决定。简单说，有五大类手术入路，前路开眶术、外侧开眶术、经筛窦内侧开眶术、外侧结合内侧开眶术和经颅开眶术。一般来讲，肌锥内的病变，选择外侧开眶术；球后视神经鼻侧病变，选择内、外联合开眶术，或经筛窦内侧开眶术或眶上部前路开眶术；眶尖部肿瘤选择外侧开眶术或经颅开眶术；眶前部肿瘤可选择经皮肤或经结膜前路开眶术；颅眶沟通性肿瘤，选择经颅开眶术。

小赵肿瘤位于眶前部，经过医生的详细术前讨论，决定采用经结膜前路开眶手术。手术非常顺利，完整取出肿瘤，手术后疤痕隐蔽不明显，满意出院。

（杨新吉）

◉ 问题 26　眼眶肿瘤切除手术有什么风险？

老李最近很是烦恼，因为体检发现右眼眶内有一肿瘤，医生告诉他是血管瘤，需要手术治疗，他很担心，想询问眼眶肿瘤切除手术有什么风险？

由于眼眶的空间狭小、重要结构集中、手术野狭窄等特点，所以眼眶手术与一般眼科手术有所区别，眼眶肿瘤的手术可能会有一些潜在的并发症：①出血：各种眼眶手术都会发生出血。少量出血一般无大碍，量多时，需要对症处理。②视力丧失：视力丧失是眼眶手术严重的合并症，常发生于术中及术后。由于眶内病变与视神经粘连紧密，术中牵拉切除肿瘤可以导致视神经的损伤、视网膜中央动脉的损伤，术后眶内软组织反应性水肿、出血也可以导致其损伤，造成视力丧失。③眼外肌损伤：多因手术所致，可为暂时或永久性损害，患者主要表现为视物重影，眼球运动不灵活。④上睑下垂：主要表现为上眼皮不能抬举，或抬举不完全。⑤感觉障碍：手术中三叉神经分支的损伤可引起面部的感觉障碍。⑥感染：眼眶手术多是无菌性手术，感染少见；一旦发生，后果较为严重。⑦其他：如角膜损伤、手术切口愈合不良等。

尽管眼部肿瘤手术风险较高，多数情况这些风险均在可控范围，但是个别情况仍可发生。经过医生的详细解释，老李紧张的心情趋于平和，决定接受手术治疗。

（杨新吉）

◉ 问题 27　眼眶肿瘤术后应该注意什么？

老丁最近心情烦闷，因为无意中发现右眼眶内肿瘤，听从医生建议决定接受手术治疗。为了有利于手术后眼部情况的恢复，术后应该注意什么事项呢？

一般眼眶肿瘤手术多需要全身麻醉，手术后需注意以下事项：①术后恶心、呕吐。全身麻醉后因麻药反应可以使患者出现恶心、呕吐症状，轻者可观察，不需特殊处理，重者可给予止吐药。②术后眼部疼痛。眼眶手术后均可能有不同程度的疼痛，可分为眼部刺痛、钝痛，以及眼痛是否同时伴有眼胀等表现。眼部疼痛除与手术损伤程度有关，也与患者自身耐受程度有关。轻者可以观察，重者可给予镇痛药物，必要时拆除绷带详细检查眼部情况。③术后出血。根据手术部位不同，出血部位可以不同，可表现为眶内出血，鼻腔出血，眶颅沟通肿瘤还可有颅内出血。术后要密切观察，少量出血可以自行吸收，大量出血可能需要手术干预。手术后饮食清淡，减少便秘发生，有助于减少和避免术后出血发生。④感染。眼眶肿瘤手术后感染少见。如有感染，多在 48~72 小时出现，主要表现疼痛明显，局部伤口红肿，给予抗炎对症处理。⑤适当卧床休息，一般术后次日可下床活动，活动量依据病情而定。⑥其他意外并发症，由于术后患眼包扎，行动不便或全麻过早下床活动引起意外摔伤等。

（杨新吉）

◉ 问题 28 眼眶肿瘤手术一定要锯开眶壁骨头吗？

说起肿瘤，大部分人都会联想到癌症，其实肿瘤分为良性肿瘤和恶性肿瘤，癌症只是恶性肿瘤的一种。对于肿瘤的治疗还需要根据肿瘤的性质（良性或恶性）、位置、大小选择不同的方案。近年来，随着医疗水平的提高，眼部肿瘤的治疗也更多样化，目前可以采取手术、化疗、放射、冷冻等多种治疗方法，并非简单的"一切了之"。但是大部分眼部肿瘤仍需要以手术治疗为主，必要时还要"锯骨除瘤"。

一些位置较浅的眼眶肿瘤，如皮样囊肿、泪腺区肿瘤等，一般无需锯开眶壁骨头，可以经过结膜、皮肤切口进行手术，都可以顺利将肿瘤摘除。

位置较深，尤其位于眶尖部的肿瘤，或者体积较大的肿瘤，如脑膜瘤、视神经胶质瘤、海绵状血管瘤等，为了更好的暴露肿瘤，尽可能在直视下完整摘除肿瘤，减少肿瘤周围组织的损伤，因此，一般而言这类手术需要另辟蹊径，锯开眶壁骨头，然后摘除肿瘤。当然，肿瘤切除后立刻将骨瓣进行复位，重新修复缺损的眶壁。这样既拿掉了肿瘤，又可减少和避免手术并发症的发生，同时可以保持修复后眶壁的完整性。

术前详细的影像学检查对于临床医生选择手术入路和手术方式是至关重要的，医生会在保证手术安全前提下，尽可能选择术野暴露好、手术损伤小、术后外观好的手术入路。

（廖洪斐 王 冠 王耀华）

◉ 问题 29 眶尖良性肿瘤是否需要手术治疗？

眶尖是眼眶与颅内沟通的重要区域，位置深，空间小，内含重要的神经血管。眶尖良性肿瘤起自眶尖部，一般体积较小，但对视功能影响较大，早期易误诊，治疗困难，临床上较少见。由于眶尖良性肿瘤解剖关系特殊，所以治疗也不同于一般其他部位的眼眶肿瘤。

　　大多眶内良性肿瘤采取手术完整摘除，而眶尖良性肿瘤是否需要手术治疗在学术界尚有争议。有些学者不主张手术治疗，原因如下：①由于眶尖局部有丰富的血管、神经，在切除肿瘤时极易遭受损伤，手术操作困难，术后并发症多，特别是术后视力丧失或减退的可能性很大；②良性肿瘤一般生长缓慢，从发病到视力严重丧失有一段时间。早期视力较好时，应考虑手术带来患者视力即刻丧失的风险，故主张保守治疗，定期随访，或者待视力明显受损后再行手术治疗。主张手术的学者认为，早期手术的优势在于：①通过手术可能保留和维持现有视力，防止视力进一步损害；②防止一些肿瘤经视神经管向颅内蔓延；③早期肿瘤体积较小，与周围组织粘连较轻，便于切除，可减少手术后并发症的发生。④发生于眶尖部的良性肿瘤，一般尽管生长缓慢，但肯定会逐渐生长，必定会对视神经造成损伤，如果手术成功，可以一劳永逸解决此问题。

　　鉴于眶尖良性肿瘤位置的特殊性，导致手术风险高，手术后并发症多见，故术前应该对病变的危害进行充分评估，并将手术利弊与患者及家人进行沟通，然后慎重决定。

（廖洪斐　蔡月红　王耀华）

👁 **问题 30　放射敷贴治疗眼内恶性肿瘤是怎么回事儿？**

　　碘 125 敷贴放疗是一种成熟的治疗方法，已被临床应用于眼眶和眼内恶性肿瘤的治疗。敷贴放疗是采用将放射性核素置于依据肿瘤不同大小和不同位置而设计的敷贴器内，对肿瘤进行直接近距离放疗，以最小的损害达到最大的治疗效果。碘 125 是一种放射性核素，具有以下特点，如低能量、适当的放射剂量分布、相对长的半衰期、易于防护和对对侧眼及医生和其他人的放射性危害低；此外，碘 125 易于得到、组织穿透性好、能适应不同的敷贴器的设计需要；故已成为敷贴近距放疗标准的同位素放射源。

哪些病人适合碘 125 敷贴器治疗？近距放疗可应用于眼内恶性肿瘤如恶性脉络膜黑色素瘤以及眼部一些良性肿瘤如脉络膜血管瘤等。此外，它还可应用于眼眶泪腺腺样囊性癌等恶性肿瘤的治疗。近距放疗的临床应用为眼内和眼眶肿瘤的治疗开辟了一条新的途径。

（杨新吉）

◉ 问题 31 放射敷贴治疗眼内恶性肿瘤会有哪些并发症？

放疗敷贴器副作用可以累及的部位包括眼睑、结膜、眼前节和眼后节。早期并发症包括暂时性视物重影、结膜水肿和放射线自结膜缝线外溢；晚期并发症包括持久性视物重影、干眼、视网膜病变、视神经病变、玻璃体积血、葡萄膜炎、白内障、青光眼和巩膜坏死等。这些并发症在用低能量的放射源如碘 125 后得以明显降低。

（杨新吉）

◉ 问题 32 甲状腺相关眼病治疗原则是什么？

1. 轻度 TAO 通常只需密切观察随访，眼部的局部治疗通常有效，甲亢缓解后轻度 TAO 也会随之缓解。若其由于眼睑退缩、组织水肿、突眼等症状对其社会心理功能及生活质量不满，在权衡利弊后，也可进行相关的治疗。

2. 中重度 TAO 的患者需要积极治疗，如 CAS 评分 >3/7 分的，常采用免疫抑制治疗，也可采用放射治疗；非活动性的中重度 TAO 患者可考虑手术治疗。

3. 对于极重度威胁视力 TAO 患者，常用系统性的激素治疗和（或）手术治疗，眼眶减压术可快速缓解威胁视力 TAO 患者的症状，挽救患者眼球及视力。

（罗丽华　王　康）

◉ 问题 33 甲状腺相关眼病的治疗措施包括什么?

根据患者病情的活动性和严重程度,可以采取多种手段进行治疗。一般可以依据患者具体病情设计个性化治疗方案。治疗的主要措施包括:药物治疗、放射治疗和手术治疗三大类。其中药物治疗包括:一般性治疗药物,如干眼症药物、抗生素眼药膏等,糖皮质激素,免疫抑制剂、抗甲状腺药物以及祖国传统的中医中药等。

(罗丽华 王 康)

◉ 问题 34 甲状腺相关眼病的患者什么时候需要做手术?

甲状腺相关眼病患者的手术指征:①TAO 致严重的暴露性角膜炎、角膜溃疡和前房积脓的患者。②TAO 致压迫性视神经病变,视力急剧下降者。③TAO 稳定期突眼明显影响外观者。④TAO 稳定期限制性斜视导致无法克服的复视患者。⑤TAO 稳定期眼睑退缩导致明显的暴露性角膜炎或明显影响外观者。

(罗丽华 王 康)

◉ 问题 35 甲状腺相关眼病手术的目的是什么?

甲状腺相关眼病手术的目的:①减轻或保持视神经功能不继续受到损害;②避免角膜发生暴露,防治暴露性角膜炎的发生;③减轻患者眼球突出度,改善外观。

(罗丽华 王 康)

◉ 问题 36 甲状腺相关眼病手术的风险是什么?

甲状腺相关眼病手术的风险,根据手术种类不同,手术风险不同。

1. 眶减压手术的手术风险及并发症:①术中出血,②眼外肌损伤,

③视神经损伤，④复视及眼球运动障碍，⑤术后眶内血肿，⑥眼球回退不理想，⑦眼眶感染，⑧眶下部皮肤感觉减退或消失等。

2. 限制性斜视矫正术手术风险及并发症：①虚脱，②出血，③肌肉迷失，④巩膜穿通，⑤眼心反射，⑥角膜上皮剥脱，⑦结膜水肿与结膜囊肿，⑧缝线肉芽肿，⑨眼内感染，⑩复视，⑪欠矫或过矫等。

3. 上睑退缩手术手术风险及并发症：①术后上睑矫正不足，②术后上睑矫正过度，③上睑轮廓不正常，④上睑皮肤皱褶上移，⑤术中、术后出血，水肿，⑥上睑术后持续水肿，⑦上睑结膜撕破、穹窿结膜脱垂。

（罗丽华　王　康）

参考文献

1. Bartley GB, Fatourechi V, Kadrmas EF, et al. Clinical features of Graves' ophthalmopathy in an incidence cohort. American journal of ophthalmology, 1996, 121（3）: 284-290.

2. 熊炜. 甲状腺相关眼病个体化综合诊断治疗. 长沙：中南大学出版社, 2014.12: 126-131.

3. Prummel MF, Wiersinga WM. Smoking and risk of Graves' disease. JAMA, 1993, 269（4）: 479-482.

4. Kalmann R, Mourits MP. Diabetes mellitus: a risk factor in patients with Graves' orbitopathy. British journal of ophthalmology, 1999, 83（4）: 463-465.

5. Li AS, Shih CY, Rosen L, et al. Recurrence of Ocular Surface Squamous Neoplasia Treated With Excisional Biopsy and Cryotherapy. Am J Ophthalmol. 2015, 160（2）: 213-219.

6. Bartalena L, Baldeschi L, Dickinson AJ, et al. Consensus Statement of the European Group on Graves' Orbitopathy（EUGOGO）on Management of Graves' Orbitopathy.Thyroid, 2008, 18（3）: 333-346.

7. 李静，马建民．糖皮质激素在眼眶病中的应用及研究进展．临床眼科杂志，2014，22（4）：372-378.

8. 马建民，李志辉．眼球摘除对眼眶畸形发育的影响及其防治研究进展．国外医学（眼科学分册），2002，26（1）：46-49.

9. Garcia C，Holman J，Poletti E. Mohs surgery：Commentaries and controversies. Int J Dermatol，2005，44（11）：893-905.

10. 吕悦慈，孙钰．医用缝合线的发展历程及临床应用．河北医药，2005，27（12）：937-938.

11. 张兰华，苏摇艳，韩渝萍，等．可吸收缝线与丝线在眼科手术中的应用．吉林医学，2012，33（34）：7527-7528.

12. 黄杨利，冯驰．10-0尼龙缝线与8-0可吸收缝线在斜视手术中的应用比较．国际眼科杂志，2015，15（8）：1416-1418.

13. 王雅坤，王虹，解正高．显微手术应用不同缝线治疗翼状胬肉的疗效比较．中华显微外科杂志，2013，36（6）：599-601.

14. 张青，陶黎明．10-0缝线与8-0可吸收缝线对翼状胬肉切除术后眼部舒适度的影响．临床眼科杂志2013，21（3）：244-246.

第四章
眼部肿瘤病理检测篇

👁 问题 1　为什么要做病理检查？

通过手术切除的任何组织都需要送病理检查，有时病人不理解，觉得麻烦；或者认为眼科医生已经诊断清楚了，没有必要。什么是病理检查呢？病理检查又称外检或活检，指病理医师运用病理学理论、技术，结合个人专业经验，在显微镜下观察病变的细胞形态及组织结构，参考患者临床资料，对所患疾病做出的诊断。通常病理检查的目的是为了明确病变的性质，是炎症还是肿瘤？炎症还要进一步明确：是感染性的还是非感染性的？感染的病原体是什么（如结核、真菌、寄生虫等）？肿瘤需要明确：是良性肿瘤还是恶性肿瘤？是什么组织来源的肿瘤？恶性肿瘤的恶性程度怎么样？病理医生被称为"医生的医生"，病理诊断结果直接关系到临床医师对治疗方案的选择以及对病情预后的判断。因此，秉承科学的态度，病理检查是术后必须进行的。

例如一个眼眶淋巴增生性病变患者，若病理诊断为"炎性假瘤"，眼科医生可采取糖皮质激素治疗；若病理诊断为"黏膜相关淋巴组织来源结外边缘区淋巴瘤"，术后需眼眶局部放疗；若病理诊断为"IgG4 相关眼眶病"，则需全身免疫检查，必要时请内科协助治疗。再如，对于感染性角膜溃疡，病理检查可能查到真菌、阿米巴原虫或细菌，病原体明确后，抗感染治疗才有针对性。为此，在诊治眼部疾病，尤其是眼部肿瘤性疾病时，病理检测至关重要，不可或缺。

（何为民）

◉ 问题2 什么叫"活检"？什么叫"冰冻"？

什么叫"活检"？活检，是病理检查，活体组织检查简称"活检"，它是指应诊断、治疗的需要，从患者体内切取、钳取或穿刺等取出病变组织，用光镜、电镜或免疫组化等方法进行病理学检查的技术。这是诊断病理学中最重要的部分，对绝大多数送检病例都能做出明确的组织病理学诊断，被作为临床诊断的金标准。病理检查首先需要将切下的病变组织器官作一系列技术处理，包括固定、取材、脱水、浸蜡、包埋、切片和染色等，一般需花费2~3个工作日方可完成全部制片过程，然后由病理医生用显微镜观察，并做出诊断。这种检查方法称为常规石蜡切片，是病理检查中最常用的方法。这种方法从外科医生将病变组织切下，到做出病理诊断，前后大约需要3~5个工作日。

什么是"冰冻"？冰冻切片是一种在低温条件下使组织快速冷却到一定硬度，然后进行切片的方法。因其制作过程较石蜡切片快捷、简便，而多应用于手术中的快速病理诊断。有时外科医生希望在手术过程中马上了解病变的性质，以便及时确定手术范围，并做出相应的处理，就要求病理医生在手术过程中做出病理诊断，此时就必须快速切片诊断，快速冰冻切片是目前应用的最广泛的方法。快速冰冻切片是用于手术中病理诊断的一种方法，病理医生在收到手术标本后约20分钟做出诊断，马上电话告诉手术医生，以便迅速作出下一步治疗决策。病理诊断的正确与否直接关系到手术台上处理患者的下一个步骤，如肿块切除后的冰冻报告是良性的则可宣告手术结束；如冰冻报告是癌，就需要进一步扩大手术范围，并验证切缘有无肿瘤细胞浸润。冰冻切片病理诊断对手术治疗有重大帮助和指导意义，诊断要力求正确、迅速和可靠。主要用于确定病变是否为肿瘤；判断肿瘤的良恶性；了解肿瘤有无播散到邻近淋巴结或脏器；确定手术切缘有无肿瘤细胞浸润，以了解手术范围是否足够大等。

然而，快速冰冻切片要在如此之短的时间内做出诊断，难度相当高，取材有局限性，制作切片的质量也不如常规石蜡切片高。因此，冰冻切片的确诊率比常规切片低，有一定的延迟诊断率和误诊率，故冰冻切片事后仍需用常规石蜡切片对照和存档。

（高铁瑛）

◉ 问题 3 　冰冻切片的那些事儿？

冰冻切片是将组织进行快速低温冷冻，并在组织具备一定硬度时进行切片处理的一种方法。目前广泛应用在临床手术中进行快速病理诊断。此外，常见的对组织进行病理诊断方法还包括石蜡切片。

冰冻切片因其制作快捷方便，可在短时间内对组织进行病理诊断，从而指导下一步手术方案。目前临床上广泛运用在多种组织的肿瘤定性判断上，包括眼睑、乳腺、胃、淋巴结、甲状腺、卵巢、肺等组织。冰冻切片也可帮助手术医师在术中确定是否对组织进行切除和切除范围，从而减少患者损伤和多次手术风险。

冰冻切片的主要优势是可以帮助手术医师在手术中快速诊断组织的病变性质，从而确定适当的手术方案和手术范围，此外，在需要切除肿瘤组织的手术中还可以帮助医师确认切除组织边缘是否完整，从而避免切除不完整或过度切除，降低第二次手术的风险。

虽然冰冻切片对诊断病理性质具有重要的临床意义，但是仍然需要注意许多事项以来提高诊断的准确率和降低漏诊误诊的发生率。首先应根据病变组织的特性调整切片方法，来提高切片取材质量，尽量避免选取切片困难的钙化组织、出血组织和坏死组织，对组织应该进行多剖面取材切片，尽量避免取材的不全面。其次，保证冰冻切片质量，通过选择合适的粘附剂、控制切片厚度、选择良好的冰冻制作设备、控制染色时间等方法来提高切片组织的可辨识性。第三，结合细胞学的特征，与冰冻切片进行联合分析，特别是在冰冻切片质量欠佳时，细胞学检查是重要的辅助手段。第四，丰富的切片诊断经验以保障对组织病变良恶性判断的准确性，有时要求病理检测医师与临床手术医师紧密联系，了解病人病史、临床手术目的和切除病变组织的形态性质，进行综合分析，避免做出假阳性或者假阴性的结论，从而降低误诊率的发生。

（田彦杰　董栩然）

◉ 问题 4　为什么手术中做了病理，手术后还要做病理？

在做眼科肿瘤切除手术时，部分患者术中需要做冰冻切片检查。"冰冻切片"是将切除的组织放入 −20℃左右的冰冻切片机中使组织迅速冷冻变硬后进行切片，可以在 20 分钟左右获得病理诊断结果。术中冰冻切片检查主要用于手术之前不能明确诊断的眼部新生物患者，主要是一些不能明确是良性还是恶性肿瘤的病变。这部分患者通常的手术方案是"分两步走"：第一步是将肿块按照良性病变的手术范围进行局部切除；第二步是根据常规病理报告结果，决定患者是否需要进行第二次扩大范围的手术。两步之间需要等待几天，患者不仅在经济上蒙受损失，在精神上更要承受双重打击。术中冰冻切片检查在手术当中即可确定病变良恶性质，为手术医师决定方案和手术范围提供指导性参考意见，从而将"两步走"变成了"一步走"。在眼科临床，术中冰冻切片较多地用于指导眼睑恶性肿瘤的切除范围。眼睑恶性肿瘤切除不干净肯定会复发；切除太多又会影响眼睑的功能和外观，通过冰冻切片可以明确切缘有无肿瘤细胞残留，科学地指导手术切除范围。

然而，与常规石蜡切片相比，术中快速冰冻切片检查的组织处理程序简化，细胞形态不够清晰，可能出现制片过程中的人工假象，一般只能对病变性质进行初步判断，或者有时候连初步判断都不能做出。因此，术中冰冻切片检查后，还需将剩余组织做常规石蜡切片检查，最终病理诊断以常规石蜡切片诊断为准。当然，一般情况下这两种方法的检测结果一致性达 95% 以上。

（何为民）

◉ 问题 5 浅谈免疫组化

在肿瘤的病理诊断中，大约有 5%~10% 的病例单靠 HE 染色难以作出明确的形态学诊断。典型的代表是淋巴细胞增殖性疾患，可谓病理医生在诊断上的噩梦。幸好，随着近年来免疫组织化学技术的发展和各种特异性抗体的出现，诸多疑难肿瘤得到了明确诊断。尤其是免疫组化在肿瘤诊断和鉴别诊断中的实用价值受到了普遍的认可，其在低分化或未分化肿瘤的鉴别诊断时，准确率可达 50%~75%。

免疫组化，即免疫组织化学技术（immunohistochemistry）或免疫细胞化学技术（immunocytochemistry），是应用抗原与抗体特异性结合的原理，通过化学反应使标记抗体的显色剂（荧光素、酶、金属离子、同位素）显色来确定组织细胞内抗原（多肽和蛋白质），对其进行定位、定性及定量研究。

1. **基本原理。**抗体和抗原之间的结合具有高度的特异性，免疫组织化学正是利用了这一原理。先把组织或细胞中的某种化学物质提取出来，以此作为抗原或半抗原，通过免疫动物后获得特异性的抗体，再以此抗体去探测组织或细胞中同类的抗原物质。由于抗原与抗体的复合物是无色的，因此还必须借助于组织化学的方法把抗原抗体结合的部位显示出来，以其达到对组织或细胞中的未知抗原进行定性，定位或定量研究。

2. **分类。**免疫组织化学技术按照标记物的种类可分为免疫荧光法、免疫酶法、免疫铁蛋白法、免疫金法及放射免疫自显影法等。

3. **标本**。主要包括组织标本和细胞标本两大类，前者包括石蜡切片和冰冻切片，后者包括组织印片、细胞爬片和细胞涂片。其中石蜡切片是制作组织标本最常用最基本的方法，对于组织形态保存好，且能作连续切片，有利于各种染色对照观察；还能长期存档，供回顾性研究；石蜡切片制作过程对组织内抗原暴露有一定的影响，但可进行抗原修复，是免疫组化中首选的组织标本制作方法。

4. **抗体**。免疫组化实验中常用的抗体包括单克隆抗体和多克隆抗体，单克隆抗体是一个 B 淋巴细胞克隆分泌的抗体，应用细胞融合杂交瘤技术免疫动物制备。多克隆抗体是把纯化后的抗原直接免疫动物，然后从动物血中获得免疫血清，这是由多个 B 淋巴细胞克隆所产生的抗体混合物。

5. **应用及意义**。免疫组织化学的临床应用主要包括以下几方面：①恶性肿瘤的诊断与鉴别诊断；②确定转移性恶性肿瘤的原发部位；③对某类肿瘤进行进一步的病理分型；④软组织肿瘤的治疗一般需根据正确的组织学分类，因其种类多、组织形态相像，有时难以区分其组织来源，应用多种标志进行免疫组化研究对软组织肿瘤的诊断是不可缺少的；⑤发现微小转移灶，有助于临床治疗方案的确定，包括手术范围的确定；⑥为临床提供治疗方案的选择。

（田彦杰　周吉超）

◉ 问题 6　为什么病理检查报告不能立等可取？

常规病理技术为石蜡包埋切片。标本被制作成 3~5 微米厚度的薄片，经苏木素和伊红（HE）染色，制成病理切片。期间需要经过 40 余道技术步骤，耗时十几个小时，任何一个环节处理不当都会影响切片的清晰度，导致病理医生对细胞的形态观察不清，影响病理诊断结果的准确性。除了切片制作周期的时间限制外，病理医生在显微镜下的诊断过程完全依赖病理医生的学识水平和专业经验，任何机器不能取代，也需要时间。疑难病例还需要补充检查，甚至进行全科讨论。因此，病理检查不同于普通抽血化验项目，不能实现"立等可取"。国家卫生和计划生育委员会对此做出的相应规定是要求病理科一般在收到标本后 3~5 个工作日内发出报告，疑难病例酌情延迟。

除常规石蜡切片外，病理技术还包括免疫组织化学技术及原位杂交技术等，这些检测至少需要 1~2 个工作日的时间。

（何为民）

◉ 问题 7　如何初步看懂病理检查报告？

顺利通过手术这一关后，病人和家属最盼望的是尽早拿到病理检查报告，病理报告书就是患者病变性质的医学"判决书"，关系到患者的预后和后续治疗方案的选择。

病理报告如何看懂呢？病理报告包括了两个方面的内容：（1）大体描述；（2）显微镜检查结果。后者包括了常规 HE 染色、特殊染色、免疫组织化学染色及基因检测等。一般来说，病理报告的表述有 4 种基本类型：①肯定性诊断：对病变性质诊断明确，直接给以肯定的病理学诊断。如眼睑基底细胞癌、结膜乳头状瘤、眼眶神经鞘瘤等。②不能完全肯定的诊断：因形态学不很典型，但可能性很大。根据意向程度的不同，在拟诊病变名称之前冠以诸如"考虑为""符合""倾向于""提示为""可能为""疑为""不能排除（除外）"之类的词语，意指对病理学诊断意见有所保留。③病变依据不足的诊断：指切片所显示的病变不足以作出上述 1 或 2 类诊断，只能在报告中对病变的形态要点进行描述，即描述性报告，没有诊断意见。④不能做出诊断：病理报告说明标本不能诊断及不能诊断的原因，如送检标本自溶、干涸、过于细小、严重受挤压变形、被烧灼变性或因某种原因无法制成切片等。

眼科送检标本的病理类型多种多样，包括先天发育异常、炎症、肿瘤、外伤、变性、血管疾病等，均需要结合临床表现来诊断。任何类型的病理报告都不能脱离临床，尤其对于 2 类和 3 类诊断报告，临床医师需结合多方面的检查资料综合考虑，给出最后的诊断意见。当病理报告结果与临床表现出入较大时，可能是由于送检组织不具有疾病代表性，临床医师可根据需要考虑进行多次活检。

关于肿瘤的命名：良性肿瘤一般表述为"××瘤"，如海绵状血管瘤、神经鞘瘤。恶性肿瘤的命名相对复杂：上皮性肿瘤称为"××癌"，如基底细胞癌；间叶组织来源的肿瘤称为"××肉瘤"，如眼眶横纹肌肉瘤；幼稚组织肿瘤称为"××母细胞瘤"，如视网膜母细胞瘤；神经系统肿瘤称为"××瘤或肉瘤"，如睫状体髓上皮瘤。瘤样病变表述为"瘤样××增生"。

（何为民）

参考文献

1. 魏永敬，张滇新，蔡敏琪. 手术中冰冻切片病理诊断的体会. 西南军医，2006，8（3）；51-53.
2. 郑妙荣. 冰冻切片在保乳手术中的应用体会. 医学伦理与实践，2013，26（14）；1924-1925.
3. 李静，孙保存，刘增辉，等. 2839 例术中冰冻切片诊断与术后石蜡切片诊断的对比研究. 天津医科大学学报，2013，19（6）；471-473.
4. 时妍妍，唐万鹏. 乳腺肿瘤冰冻切片与石蜡切片病理诊断准确率的比较分析研究. 中国医药指南. 2016，14（7）；103-104.
5. 王学培. 手术中冰冻切片病理诊断分析. 医药前沿，2015，5（33）；29-30.

第五章
眼部肿瘤辅助检查篇

● 问题 1　为什么要进行眼眶 CT 和磁共振成像（MRI）检查?

好不容易挂到号见了医生，但没有任何诊断和治疗意见，医生还要求行眼眶 CT、MRI 等检查，既费时，又花钱，还要复诊，病人常常抱怨：为什么看个病这么麻烦呢? 作为内行都知道：眼科影像学检查是眼科医生诊断眼球占位病变、眼眶病和眼外伤的重要手段，能对病变进行准确定位和初步定性。眼科医生针对性地选用眼眶 CT 和眼眶 MRI 等检查，可以辅助疾病的诊断、手术方式和手术入路的选择。

CT（Computed Tomography），即电子计算机断层扫描，能源为 X 线，对眼眶作一个接一个的断面扫描，具有扫描时间快，图像清晰等特点，尤其适合眼眶眶壁病变、发生钙化的软组织病变、眶内眼球内金属异物、以及眶壁骨折等的检测，不仅可以对病变性质初步判断，而且可以对病变部位做出精确判断。

MRI（Magnetic Resonance Imaging），即磁共振成像，它利用磁共振现象从人体中获得电磁信号，并重建出人体信息，对眶内及眼球内软组织的病变组织分辨力高，尤其在颅内和眼眶沟通性病变的诊断中具有重要价值。骨结构、钙化和金属异物等在 MRI 上缺乏信号。MRI 的优点：无电离辐射，对机体没有不良影响。哪些情况不能选择眼眶 MRI 检查呢？ MRI 检查常见的禁忌证如检查部位邻近体内有不能去除的金属植入物、眼内及眶内金属异物。白内障摘除术后植入人工晶体不影响 MRI 检查。

（何为民）

◉ **问题 2　为什么要进行眼眶 CT 和磁共振成像（MRI）的增强扫描？**

眼眶 CT 和 MRI 检查有普通扫描和增强扫描，有什么区别呢？增强扫描指经静脉注射造影剂后的扫描，目的是为了了解病变组织的血供情况，通过病变有无强化或强化类型，有助于疾病的定性诊断。例如：眼外伤行 CT 检查主要是为了判断有无眼眶骨折，有无眼内及眼眶异物等，一般不需要增强扫描；而对眼眶的血管畸形和肿瘤是需要增强扫描的，如眶内海绵状血管瘤，一般通过强化扫描可以达到定性目的，可以明确诊断。增强扫描要用造影剂，有过敏体质的患者要慎重，另外，造影剂需要另外负担费用，故强化扫描费用较高。

（何为民）

◉ **问题 3　眼肿瘤检查中磁共振成像（MRI）比 CT 更优越吗？**

大部分人对白内障、青光眼、斜视等眼部疾病都非常熟悉，但多数人对眼部肿瘤却十分陌生，眼部肿瘤可以发生在眼球及其所有的附属结构，也就是说除了眼球本身外，肿瘤还可以发生在眼睑、结膜、眼眶内的肌肉、神经、脂肪等组织。眼部肿瘤的发生有先天性的，也有后天性的。得了眼部肿瘤的患者，可以表现为视力障碍、视物重影、眼球突出、眼球歪斜等多种情况，但也有些患者没有明显的自觉症状。那么我们怎么去发现患者是否患有眼部肿瘤，尤其是看不见的眼眶内肿瘤呢？方法实际很简单，可以到医院找医生做 CT 或 MRI，通过这些检查，一般可以发现眼部肿瘤的存在与否。

有些人认为 MRI 检查价格高，就一定比 CT 有优势。那么究竟是做 CT 好，还是做 MRI 好呢？它们各有什么样的优缺点呢？

MRI 是一种安全、无辐射的检查手段，尤其对眶内软组织，如眼球、眼外肌、视神经、眶内脂肪等的检查明显优于 CT，但当你想看看眶内肿瘤对眶壁骨质是否有影响，或者眼眶骨壁本身是否发生了肿瘤、或者是眼部伴有钙化发生的肿瘤等，此时 CT 较 MRI 具有明显优势；另外，检查昏迷、躁动严重的患者时，或患者体内有金属异物时，MRI 就也没有 CT 具有优势。

具体采用 CT 还是 MRI 检查，有时还取决于肿瘤的性质。如脉络膜黑色素瘤是成年人眼球内最常见的恶性肿瘤，该病在 CT 上无特点，但 MRI 上表现为 T1WI 为高信号，T2WI 为低信号，具有较好的特异性，对诊断非常有帮助。视网膜母细胞瘤是一种常见的易发生于儿童眼球内的恶性肿瘤，大部分患儿可以在 CT 扫描中发现肿瘤内的钙化斑，而在 MRI 则表现不明显；但 MRI 检测有助于发现视网膜母细胞瘤是否发生眼眶内转移或者视神经转移等，此时 MRI 检查可以对 CT 检查起到补充作用。

CT 与 MRI 虽然是截然不同的两种检查方法，二者各自有优缺点，但是有些情况下却是互补的，这就是为什么有时做了 MRI 还要做 CT，或做了 CT 还要做 MRI 的原因。

（高德君　沈美丽）

◉ 问题 4　眼部肿瘤已经进行了超声检查，还需要进行磁共振成像（MRI）及 CT 检查吗？

眼部肿瘤是一大类严重危害患者视觉功能甚至生命的疾病，影像学检查是对该类疾病进行诊断的有效手段。你知道吗？被人们熟知的超声检查是眼部肿瘤诊断中常用的检查手段，它在诊断眼部肿瘤，尤其是眼内肿瘤中，具有简便、经济、无痛及可重复等优点，不足之处在于它提供的是二维图像，缺乏立体感，检测时对检查者的技术水平要求较高，否则容易发生漏诊误诊。

磁共振成像（MRI）和CT作为影像学检测技术已经被广泛应用于临床，通过拍摄水平位、冠状位和矢状位图片，可以对肿瘤的大小、位置、形状及其与周围组织关系进行清晰显示，不仅有利于肿瘤性质和位置的判断，也可以为手术方案的确定提供重要参考。为此，对于眼部肿瘤，尤其是眼眶内的肿瘤，在进行超声检查后，一般还需进行MRI或CT检测。

（高德君 沈美丽）

◉ 问题 5 发现儿童白瞳症一般需要做哪些检查？

白瞳症是指瞳孔区白色反光。婴幼儿白瞳症通常是生活中患儿的父母或身边负责陪伴照顾的人偶然发现的。通常情况下发现孩子有了白瞳症，应该第一时间到眼科就诊。那么在就诊于眼科后一般会做哪些检查呢？

首先，需要做眼科专科检查。根据患儿的年龄进行眼科的专科检查，包括视力情况（主要通过眼睛是否可以追光对视力做出初步判断）、眼压、裂隙灯显微镜检查、眼底检查。以上检查所获得信息的多寡取决于患儿的配合情况。通过初步检查发现眼内可疑性疾病的情况下，就需要进一步完善检查。其次，完善影像学检查。常用的影像学检测技术包括眼部超声检查、CT检查、磁共振检查（MRI）等。对于不配合检查的患儿，一般需要在水合氯醛的镇静催眠下完成检查。这些检测技术的应用，一般情况下就可以发现眼部组织形态学方面的异常了，有时通过综合性应用，可以达到定性诊断目的。再者，完成眼底照相检测。对于白瞳症的孩子，有条件的情况下，应该在全麻状态下，进行Retcam眼底照相检查。这种检测对于眼底周边部的难以发现的异常非常合适。

另外，对于一些疑难病例还可以考虑进行以下检查：①眼底荧光血管造影检查（Fluorescein Angiography，FFA）；②超声生物显微镜（Ultrasound Biomicroscopy，UBM）检查。有些白瞳症只有通过多种检测技术的联合应用才能够达到确诊目的。

（赵红姝）

◉ 问题 6　视网膜母细胞瘤的常见检查方法有哪些？

视网膜母细胞瘤（RB）检查常用方法有：①眼部 B 超检查：是 RB 常用的一种检查方法，无创、操作简单且费用低，也是 RB 初筛的最常用方法。当患儿因斜视或猫眼就诊时，瘤体一般较大，超声检查有典型的表现，由于肿瘤常有钙化，表现为高反射伴声影，少数肿瘤因生长过快，出现液化、坏死而无钙化，为低反射，肿瘤可单个或多灶，弥漫型者较少，表面轮廓不规则，无钙化。②眼眶 CT 或 MRI 扫描：可以发现 RB 在眼球内的位置、大小，还可是检查 RB 是否有视神经增粗或眶内、颅内侵犯最主要的检查方法，但两种检查各有特点。CT 是显示瘤体钙化最有价值的检查方式，并且相对于 MRI 来说检查时间短，对于患儿来说容易完成检查。所以在首次就诊时常规使用，不足之处在于 CT 本身具有一定的射线；MRI 没有放射损伤，对肿瘤本身及转移病灶的显示好于 CT，但检查时间长，且有明显的噪音，对于患儿来说有时检查较为困难。③Retcam 眼底照相检查：是 RB 诊疗过程中常用的检查方法，是判断 RB 分期的依据，也可以发现瘤体细微的情况，是目前判断治疗效果及瘤体复发的最可靠的方法。

（袁洪锋）

◉ 问题 7　甲状腺相关眼病治疗前需要进行哪些相关检查？

甲状腺相关眼病在治疗前，根据患者具体病情和接诊医疗单位的实际情况，可以完善以下相关检查。

1. 实验室检查

（1）甲功五项：血清总 T3（TT3）、总 T4（TT4）、游离 T3（FT3）、游离 T4（FT4）、TSH。

（2）甲状腺自身抗体检查：①甲状腺刺激激素受体抗体（TRAb），根据生物学活性不同，分为甲状腺刺激性／兴奋性抗体（thyroid-stimulating antibody，TSAb）和甲状腺阻断性／抑制性抗体（thyroid blocking antibody，TBAb）。②甲状腺球蛋白抗体（thyroglobulin antibody，TgAb）。③抗甲状腺过氧化物酶抗体（thyroid peroxidase antibody，TPOAb）。

（3）放射性碘摄入试验，是通过检测甲状腺的碘（^{131}I）摄取能力，以判断甲状腺功能是否正常。

2. 影像学检查

①B超：优点：非侵入性，价格低廉。缺点：组织分辨率相对较低，无法显示眶尖深部组织，对操作者技术要求高，结果准确性和可重复性稍差。正常成人眼外肌厚度平均值：下直肌 3.6mm，内直肌 3.8mm，上直肌 3.7mm，外直肌 3.3mm。临床工作中可以定为任意一条眼外肌厚度超过 5mm 为异常。②CT：优点：检查直观、准确，检查时间短、可用于有金属植入物患者。缺点：有辐射危害，对软组织显影不如 MRI。③MRI：优点：是 TAO 首选检查方法，无放射辐射，有较好的软组织分辨率，对显示炎症改变、视神经病变有优势。缺点：价格较昂贵，不能用于有金属植入物患者。④核素显像：可用于预测、指导和制订治疗方案并评价疗效。具有较好的特异性和敏感性，在 TAO 活动性评价中可能具有良好的前景。

3. 眼部检查

①眼球突出度测量：我国正常人眼球突出度多为 12-14mm，双眼球突出度相差≤2mm。②眼睑位置及形态：正常人上睑缘位于上方角巩膜缘内 1~2mm（即遮盖上方角膜 1~2mm），下睑缘位于下方角巩膜缘处。③眼位及眼球运动：眼外肌受累，会引起眼球运动障碍、复视、斜视等。④眼压：TAO 患者眼外肌受累限制眼球运动，对眼球压迫增加了眼

内压，另外，眶内压增高导致眼上静脉回流受阻，使房水静脉的流出受阻而引起眼压升高。⑤眼前节：结膜、角膜、前房、晶状体等前节检查。⑥眼底：视神经、血管等。

（王　康）

◉ 问题 8　IgG 亚型检查是什么？

IgG 亚型检查是针对血清中免疫球蛋白 G 家族的含量进行检测的一项化验室检查项目。检测原理有两种，一种是医院化验科普遍使用的免疫比浊法，另一种是主要用于科学研究的酶联免疫吸附测定法（ELISA）。IgG4 是免疫球蛋白 IgG 的亚型之一，含量最低。健康人血清中 IgG4 仅占总 IgG 的 3%~6%。目前，已公认 IgG4 在湿疹、大疱性皮肤病和支气管哮喘的发病中起到非常重要的作用，近年来研究显示一些眼眶病疾病的发生也与 IgG4 相关。该项检测的主要目的是测量 IgG4 的血清水平，为 IgG4 相关性疾病的诊断和治疗提供依据。当医生怀疑其可能是 IgG4 相关性疾病时，IgG 亚型检查是必须要做的。同时，IgG4 血清水平的高低与病程、病情严重程度及预后都有明显相关性，因此 IgG 亚型检查对于医生准确评估患者的病情具有较为重要的参考价值。

（马礼峰　李　静）

◉ 问题 9　血 IgG4 水平增高，有必要做 PET-CT 检查吗？

近年来，随着自身免疫性胰腺炎是一种 IgG4 相关硬化性疾病这一理论的提出，"IgG4 相关性疾病"作为一种新的临床疾病实体已经逐渐得到医学界的广泛接受和认可。该病可累及全身任何器官，最常见的是胰腺，其次为腮腺、胆管、肝脏、肺、淋巴结等。目前，有关 IgG4 相关性疾病的诊断标准尚不统一，但血清学检查 IgG4 增高或免疫组织化学染色显示大量 IgG4 阳性的浆细胞是诊断最重要的依据。此外，该病进展常常较为缓慢和隐匿，患者往往无明显不适，只有当病情进展到一定程度引起组织脏器的功能损害时才意识到疾病的存在，也就错过了疾病的初期阶段。因此，当 IgG 亚型检查发现血清 IgG4 水平异常增高时，尤其是当血清 IgG4 水平 >2000mg/dl 时，可以考虑进行 PET-CT 检查，以观察全身其他组织器官受累的情况，从而尽早发现和治疗该病，以期取得理想的治疗效果。但是，PET-CT 检查也有其缺点，一是有辐射，二是价格较为昂贵。所以，是否有必要做 PET-CT 检查医生要看血清 IgG4 增高的程度、病程长短和患者的症状和体征等情况进行综合判断。

（李　静）

参考文献

1. Arun D. Singh, A. Linn Murphree, Bertil E. Damato. Clinical Ophthalmic Oncology (2nd Ed). Retinoblastoma: Evaluation and Diagnosis. Springer-Verlag Berlin Heidelberg. Berlin. 2007: 1-11
2. 马建民，李静. 重视 IgG4 相关性眼眶疾病的研究. 中华实验眼科杂志，2015，33（12）：1060-1063.
3. 马建民，王霄娜，葛心，等. IgG 亚型与泪腺良性淋巴上皮病变发病关系的研究. 临床眼科杂志.2016，24（3）：193-195.
4. 王霄娜，马建民. 泪腺肿瘤的影像学表现. 国际眼科纵览.2016，40（3）：196-200.

第六章
眼部肿瘤预后篇

● 问题 1　脉络膜血管瘤可以治好吗?

　　4 年前,我在坐诊时一个 34 岁男性病人急匆匆跑进来,对我说,李医生,我眼睛得了肿瘤,能不能救救我的命,能不能救救我的眼睛?话没有说完就在我诊室里哭了起来。听他一说,我以为是恶性脉络膜黑色素瘤。我最开始心里也没有底,先看看是什么情况再说吧。我一看他的病历,左眼视力下降半月,右眼视力 1.0,左眼 0.8。眼压右眼 17mmHg,左眼 12mmHg。眼底检查可见左眼黄斑部上方可见橘红色占位性病变(见图 6-1)。

　　看完眼底,我对他说,你先不要急,先去做 OCT 和 FFA 检查吧,也许有转机的。看到结果(图6-2、图6-3),诊断出来了——脉络膜血管瘤。我给病人说这是个良性肿瘤,不会危及生命,病人露

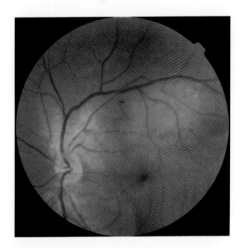

图 6-1　左眼黄斑部颞上方可见橘红色占位病变

出了难得的笑容。接下来我给他进行了 PDT 激光治疗。经过治疗患者左眼脉络膜血管瘤体积变小，病情稳定（图6-4）。脉络膜血管瘤只要早期治疗，总体效果还是可以的。

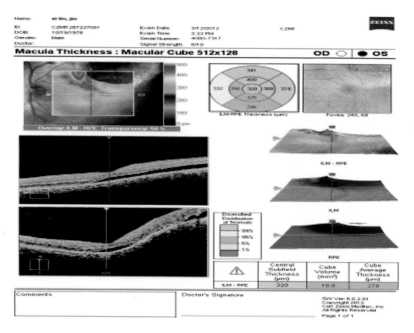

图 6-2　OCT 检查结果

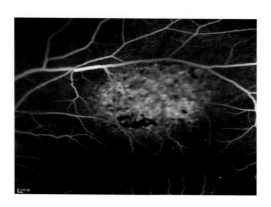

图 6-3　FFA 检查结果
显示黄斑部上方造影早期病灶内大量高荧光

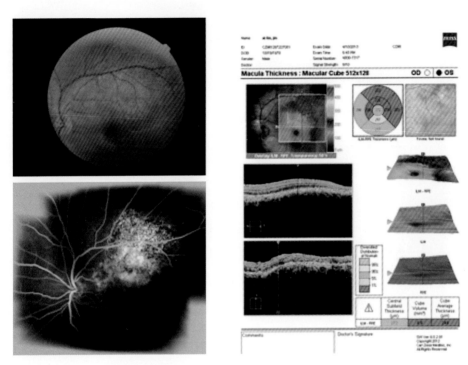

图 6-4　2 次 PDT 激光治疗 8 个月后复查结果

（李国栋　游志鹏　蔡　斌　杨文艳）

◉ **问题 2　视网膜母细胞瘤的预后怎样？**

　　由于视网膜母细胞瘤是恶性肿瘤，在临床治疗中一定要掌握原则，挽救生命放在第一位，保存眼球放在第二位，在实现前二者的情况下，争取保存一定的视力。目前，经过综合治疗，一般视网膜母细胞瘤患儿长期生存率已经达到 90% 以上，部分患儿可以实现保存眼球的目标，少数患儿可以保持一定的有用视力。影响预后的因素主要与肿瘤的大小、部位、病程、病理组织学类型、治疗措施是否合理、患儿对化疗的反应以及患儿是否坚持治疗等有关。早期发现、早期诊断、早期规范化治疗是影响视网膜母细胞瘤预后的关键因素。

（袁洪锋）

👁 **问题 3　眼睑恶性肿瘤是不是做完手术就没事儿了？**

　　眼睑恶性肿瘤主要包括基底细胞癌、睑板腺癌、鳞状细胞癌、恶性黑色素瘤、淋巴瘤及转移癌等，其中基底细胞癌及睑板腺癌是最为常见的两种眼睑恶性肿瘤。因眼睑恶性肿瘤发生在眼皮上，在早期就可以通过观察眼睑皮肤结膜而发现病变。早期手术彻底切除可以达到较好的治疗效果，即使手术时肿瘤切除干净，鉴于所有恶性肿瘤都有复发的可能性，因此，手术后进行定期随诊就变得尤为重要。如果发现手术切口处发生皮肤异常改变或可触及肿物时，应考虑再次进行手术切除，并行病理组织学检测以明确病变性质。对于一些体积较大病变范围累及较为广泛的眼睑恶性肿瘤，手术后要行局部放射治疗，必要时也需要给予全身化学治疗，以减少肿瘤复发和转移的风险。

（马建民）

👁 **问题 4　眼眶肿瘤术后一定会留疤痕吗？**

　　爱美之心人皆有之！随着时代的发展，对于手术人们不单关心治疗效果，也担心是否会留下疤痕，而面部是最显著的美观部位，这就让人更为介意术后是否会有疤痕形成。

　　大家是否知道这外形丑陋的疤痕从何而来呢？其实疤痕形成是我们机体自身的一种保护机制，当机体组织特别是皮肤组织受到一定深度的损伤后，创面先出现炎症反应，进而出现胶原合成与降解不平衡、异常粘多糖以及肌成纤维细胞增生，最终形成疤痕。

　　眼眶肿瘤手术需要将眼眶内的肿瘤组织取出，必须要做切口以进入眼眶内，术后必然会形成疤痕，这是一种正常的生理病理反应，手术后瘢痕的明显与否也与个体体质有关。但是大家并不用过分担心手术后面部疤痕的问题，如何减少瘢痕也是我们医生需要考虑的主要问题之一，医生经常通过各种手术技巧及一些先进技术使手术后形成的疤痕更小、痕迹更淡或更隐蔽，不过这都有一个前提，那就是您并非是疤痕体质。

眼睑皮肤是全身最薄的皮肤，而且存在自然皱褶，若是要经皮肤做切口入眶，医生会沿着皮纹做切口，经仔细缝合，切口愈合后疤痕一般不太明显，不仔细观察较难发现；根据肿瘤的位置及大小，也可选择经结膜做切口入眶，术后疤痕位于结膜内，非常隐蔽，面部完全不会留有疤痕，做到了我们生活意义上的"无疤"，但是采取哪种手术切口，应该以手术操作的安全性为主。伴随内窥镜技术的发展，有些眶内肿瘤还可以通过内窥镜经筛窦进入眶内进行手术摘除，这样疤痕则隐藏在鼻腔内，更是难以发现。

因为各种手术切口各有自己的优缺点，而且很多时候根据病情的需要会多种切口联合使用，所以大家不能盲目地崇拜"无疤"手术。手术方式的选择是需要根据肿瘤的位置、大小及性质综合考虑的，因此相信你的医生，他们会根据你的病情选择最为合适的手术方式。

（廖洪斐　方杨斌　王耀华）

◉ 问题 5　眼眶良性肿瘤手术完整摘除后是否永远不再复发？

良性肿瘤是指无浸润和转移能力的肿瘤，是机体内某些组织的细胞发生异常增殖。肿瘤常具有包膜或边界清楚，呈膨胀性生长，生长缓慢，肿瘤细胞分化成熟，瘤体不断增大，可挤压周围组织，但并不侵入正常组织内，对机体的危害较小。眼眶良性肿瘤常见的有：血管源性肿瘤、泪腺源性良性肿瘤、神经源性肿瘤以及眼眶囊肿等，而血管源性肿瘤是眶内最常见的良性肿瘤。

目前良性肿瘤的治疗手段仍以手术切除为主。那么，手术完整摘除肿瘤后是否永远不再复发？答案是否定的。是否复发取决于肿瘤本身的性质以及个体差异等多方面因素。机体的内在因素在肿瘤的发生、发展中起着重要作用，如遗传、内分泌与免疫机制等。总体而言，大多数眼眶良性肿瘤手术完整摘除后其复发率低，对于一些少数易复发的肿瘤应定期随访，如泪腺良性混合瘤；复发率极低的良性肿瘤也应常规定期复查，以期做到病变的早期发现、早期治疗。

（廖洪斐　刘　茜　王耀华）

◉ 问题 6　泪腺肿瘤切除后是不是眼睛就会干涩？

眼泪来自于泪腺和副泪腺。泪腺是由细管状腺和导管组成，它是分泌泪液的器官。泪腺位于眼眶外上方泪腺窝里，分为上下两个部分：上部为眶部，也叫上泪腺，较大，形态很像杏仁，大小约有 12mm×20mm；下部为睑部，也叫下泪腺，较小，两部分泪腺都可以产生泪液。一般情况下，眶部泪腺较容易发生病变及肿瘤，发生病变的泪腺其生理功能势必受到影响，分泌泪液的功能就会严重受损或丧失，即使不切除病变泪腺，也会产生眼睛干涩不适等症状。为了治疗疾病，一定条件下切除病变泪腺是必需的，泪腺切除后，副泪腺功能往往会代偿性增强，此时患者术后较术前眼部干涩等症状一般不会恶化。另外，一些泪腺良性肿瘤如果不及时尽早切除可以发生恶变，如泪腺多形性腺瘤可以恶变为多形性腺癌，泪腺良性淋巴上皮病变可以恶变为淋巴瘤。因此泪腺肿瘤需要引起病人及医生的高度重视，不能因为担心可能引起眼睛干涩而放弃治疗，最终导致严重后果的发生。

（张敬学　史季桐）

参考文献

1. 马建民，王霄娜．视网膜母细胞瘤诊疗中需要关注的问题．中国小儿血液与肿瘤杂志，2015，20（3）：118-120.
2. 崔忆辛，葛心，马建民，等．泪腺良性淋巴上皮病变治疗方式的探讨．临床眼科杂志．2013，21（6）：513-515.